Robert Wasner
Alphonse Mancini

Minceur par injection

Un guide médical sur les injections de perte de poids

Robert Wasner
Alphonse Mancini

Minceur par injection

Un guide médical sur les injections de perte de poids

ISBN : 978-3-68904-389-6 (livre de poche)
ISBN : 978-3-68904-401-5 (livre électronique)

Première édition
Manuscrit n° 1378
Avril 2024
Imprimé dans l'Union européenne
bup@bremenuniversitypress.com
www.bremenuniversitypress.com

Robert Wasner
Alphonse Mancini

Minceur par injection

Un guide médical sur les injections de perte de poids

Aperçu

Table des matières

1

Introduction aux injections amaigrissantes

Nous devenons de plus en plus gros, et même au-delà des problèmes de santé qui y sont liés, cela ne nous plaît souvent pas. Nos amis sur YouTube et TikTok ont l'impression d'être beaucoup plus beaux. Mais que faire ? Le dixième régime ? Pourquoi cela fonctionnerait-il d'un seul coup ?

On sait que le problème croissant de la prise de poids dans le monde est dû à une multitude de facteurs. L'évolution des habitudes alimentaires joue un rôle essentiel, car les aliments transformés, riches en sucre, en graisse et en sel, sont de plus en plus facilement disponibles et souvent moins chers que les options saines. Ces aliments entraînent une augmentation de l'apport calorique, sans pour autant être nutritifs en conséquence.

Parallèlement, le mode de vie de nombreuses personnes a considérablement changé. Le monde du travail et les loisirs modernes sont de plus en plus caractérisés par des activités sédentaires, ce qui réduit considérablement l'activité physique. Ce manque d'activité physique est un facteur déterminant de l'augmentation globale de l'obésité.

Les conditions économiques influencent également les comportements alimentaires. Dans de nombreux pays, les aliments sains sont plus chers et plus difficiles à trouver que la restauration rapide et autres options malsaines. À cela s'ajoute le stress psychologique, qui entraîne souvent une augmentation des comportements alimentaires, car de nombreuses personnes utilisent la nourriture pour gérer leur stress. Ce facteur émotionnel peut être encore aggravé par la disponibilité permanente de nourriture et la publicité pour des aliments malsains.

L'environnement dans lequel les gens vivent joue également un rôle. L'absence de lieux sûrs et accessibles pour pratiquer une activité physique et un environnement qui favorise la consommation d'aliments malsains contribuent à la prise de poids.

En revanche, de nombreux régimes échouent régulièrement, car ils sont souvent irréalistes et difficiles à suivre. Ils exigent souvent des changements drastiques et désagréables dans l'alimentation, qui sont difficiles à maintenir à long terme. De plus, ils peuvent entraîner un sentiment de privation, ce qui augmente le risque de fringales. En outre, de nombreux régimes se concentrent sur une perte de poids rapide plutôt que sur des changements alimentaires à long terme, ce qui conduit souvent à l'effet dit "yo-yo", dans lequel le poids perdu est rapidement repris.

Ce contexte exige une approche globale, voire inédite, de la lutte contre l'épidémie. Les injections amaigrissantes jouent un rôle de plus en plus important dans ce contexte.

Il s'agit en bref d'injections médicales utilisées pour soutenir la perte de poids. Elles sont également connues sous le nom d'injections de perte de poids ou d'injections anti-obésité et sont principalement prescrites aux personnes souffrant de surpoids ou d'obésité, notamment en cas de problèmes de santé associés tels que le diabète de type 2, l'hypertension ou les maladies cardiovasculaires. Mais entre-temps, les injections amaigrissantes sont aussi de plus en plus utilisées pour "simplement perdre du poids", même en l'absence d'indications médicales fortes.

Le mode d'action de ces médicaments est basé sur l'imitation ou l'amplification d'hormones naturellement présentes dans le corps et qui régulent la prise alimentaire et le métabolisme énergétique. De nombreuses injections amaigrissantes augmentent la sensation de satiété en retardant la vidange de l'estomac ou en agissant directement sur le centre du cerveau responsable de la sensation de faim. Ainsi, une personne se sent plus vite rassasiée, mange moins et peut donc perdre du poids plus facilement.

Les injections amaigrissantes ont suscité beaucoup d'attention ces dernières années, notamment parce qu'elles permettent des pertes de poids clairement mesurables, qui ont en effet été prouvées par des études cliniques. Leur efficacité, combinée à leur capacité à maintenir le poids réduit à long terme, les distingue des approches diététiques traditionnelles. La notoriété de ces médicaments s'est également accrue grâce à l'utilisation et à la recommandation de célébrités, ce qui a entraîné à son tour une vaste couverture médiatique, notamment sur les canaux des médias sociaux. Dans ce contexte, la croissance sauvage est inévitable.

En outre, la disponibilité croissante de ces traitements, notamment grâce aux autorisations délivrées par les autorités sanitaires et à la possibilité de les prescrire par télémédecine ou sur Internet, a contribué à ce que de plus en plus de personnes aient accès à ces médicaments. Cela coïncide avec une sensibilisation croissante du public aux risques pour la santé liés à l'obésité, tels que le diabète et les maladies cardiaques. Les injections amaigrissantes sont donc souvent considérées comme une option pleine d'espoir pour ceux qui recherchent des solutions efficaces de gestion du poids. En bref, si les injections amaigrissantes n'existaient pas encore, il faudrait les inventer.

La recherche et le développement continus dans ce domaine promettent en outre de nouvelles améliorations et innovations, ce qui renforce encore l'intérêt scientifique et public. Tous ces facteurs réunis font des injections amaigrissantes un sujet très discuté, considéré tant par la communauté médicale que par le grand public comme une percée possible dans la lutte contre l'épidémie d'obésité.

Histoire des seringues amaigrissantes

Les injections amaigrissantes n'existent pas depuis longtemps, il s'agit de développements relativement récents qui commencent seulement à se généraliser et à faire l'objet de vives discussions.

L'histoire a commencé à la fin du 20e siècle, lorsque les scientifiques ont cherché à découvrir et à comprendre les voies hormonales et neurochimiques qui régulent la faim et la satiété. Un moment décisif dans l'histoire de cette intervention médicale a été la découverte du glucagon-like peptide-1 (GLP-1), une hormone libérée par les cellules intestinales après un repas et qui influence à la fois la sécrétion d'insuline et la sensation de satiété.

Le glucagon-like peptide-1 a été découvert au début des années 1980. Cette découverte s'inscrivait dans un champ de recherche plus large visant à étudier l'intestin et son rôle dans la régulation de la physiologie du corps, notamment en ce qui concerne la sécrétion d'insuline et le métabolisme du glucose. Le GLP-1 appartient à une classe d'hormones connues sous le nom d'incrétines. Ces hormones sont sécrétées par l'intestin après un repas et jouent un rôle important dans le contrôle de la quantité d'insuline libérée par le pancréas en réponse à la prise alimentaire.

Les recherches qui ont conduit à l'identification du GLP-1 ont largement contribué à la compréhension de la manière dont le corps régule les taux de glucose et ont jeté les bases du développement ultérieur des agonistes du GLP-1 en tant qu'agents thérapeutiques, tant contre le diabète de type 2 que contre l'obésité.

Les premiers essais médicaux avec les agonistes du GLP-1 se sont d'abord concentrés sur le traitement du diabète, mais il est rapidement apparu que ces substances avaient également le potentiel d'aider à la perte de poids.

En 2005, le liraglutide a ensuite été développé par Novo Nordisk et utilisé dans un premier temps pour le traitement du diabète. Après d'autres études qui ont confirmé son efficacité dans la perte de poids, il a été approuvé en 2014 sous le nom commercial de Saxenda, spécifiquement pour le traitement de l'obésité. Cette autorisation a marqué une étape importante dans l'histoire des injections amaigrissantes, puisqu'il s'agissait de l'un des premiers médicaments spécifiquement développés et approuvés à cette fin.

La recherche et le développement qui ont suivi ont conduit à d'autres percées, dont l'introduction du sémaglutide (Wegovy), approuvé spécifiquement pour la perte de poids par la FDA américaine en 2021 et qui a montré une efficacité encore plus grande que les médicaments précédents dans les essais cliniques. Ces nouvelles générations d'injections amaigrissantes offrent des schémas posologiques améliorés et sont encore plus ciblées dans leur action, ce qui en fait un outil précieux dans la lutte contre l'épidémie d'obésité.

Ainsi, les découvertes initiales dans le domaine de la physiologie endocrinienne et les innovations médicales qui en ont découlé ont jeté les bases du développement des injections amaigrissantes actuelles. Ces avancées reflètent la compréhension croissante de la communauté

scientifique de l'obésité en tant que maladie multifacto-
rielle et la nécessité d'un traitement ciblé et efficace.

Types de seringues amaigrissantes

Le développement et l'utilisation modernes des injections amaigrissantes ont été marqués par des progrès considérables dans les domaines de la biotechnologie et de la pharmacologie. Ces progrès ont conduit à la production de médicaments très efficaces qui ciblent spécifiquement les systèmes hormonaux de l'organisme afin de réguler la sensation de faim et d'améliorer la production d'insuline. La technologie actuelle dans la production de ces médicaments comprend des technologies d'ADN recombinant, des méthodes de purification avancées et des formulations améliorées qui permettent une demi-vie plus longue des substances actives et une applicabilité simplifiée.

Dernières autorisations et tendances du marché

Les agonistes des récepteurs du GLP-1, en particulier le sémaglutide (commercialisé sous le nom de **Wegovy**), ont attiré l'attention de la communauté médicale et du public au cours des dernières années. Cette classe de médicaments agit en imitant l'hormone naturelle GLP-1, qui joue un rôle central dans le métabolisme du glucose et le mécanisme de contrôle de l'appétit dans l'organisme. L'action du GLP-1 comprend l'augmentation de la sécrétion d'insuline en réponse à la prise alimentaire, le ralentissement de la vidange gastrique et l'augmentation de la sensation de satiété, ce qui conduit finalement à une réduction de la prise alimentaire.

Le semaglutide fait l'objet d'une attention particulière, car il a démontré des avantages en termes de perte de poids qui dépassent ceux obtenus avec les précédents médicaments de cette classe. Après avoir été initialement approuvé comme traitement du diabète sous le nom d'**Ozempic**, le semaglutide a reçu une autorisation spécifique pour le traitement de l'obésité aux États-Unis et en Europe sous le nom de **Wegovy**. L'autorisation était basée sur des études cliniques approfondies qui ont montré une perte de poids moyenne d'environ 15% du poids corporel, un résultat rarement atteint dans les traitements antérieurs de l'obésité.

La popularité du sémaglutide et d'autres agonistes des récepteurs GLP-1 tels que le liraglutide (**Saxenda**) et le dulaglutide (**Trulicity**) s'explique également par leur relative sécurité et leur bonne tolérance. Ces médicaments ont un profil d'effets secondaires favorable par rapport à de nombreux anciens médicaments de perte de poids, ce qui en fait un choix privilégié pour les applications à long terme. Ces caractéristiques, associées à une bonne efficacité, ont fait que ces médicaments sont considérés comme des options de traitement qui changent la vie, non seulement pour les personnes souffrant d'obésité, mais aussi pour celles qui souffrent de problèmes de santé liés au poids.

La popularité croissante de cette classe de médicaments souligne l'acceptation croissante des traitements

pharmacologiques de l'obésité, une maladie tradition-
nellement adressée par le régime et l'exercice, mais qui
nécessite souvent une intervention thérapeutique supplémentaire pour être traitée efficacement et durablement.

Ces autorisations soulignent la tendance aux médicaments spécialement conçus pour des applications à long
terme dans le cadre de programmes de gestion du poids.
Le marché des injections amaigrissantes est en pleine
croissance, car la prévalence de l'obésité augmente dans
le monde entier et le besoin d'options de traitement efficaces se fait sentir.

Types de seringues amaigrissantes et leurs domaines d'utilisation

Les développements en matière d'injections amaigrissantes ont conduit à une multitude d'options thérapeutiques qui peuvent être adaptées individuellement aux
besoins et aux conditions médicales des patients. Ces développements reflètent la compréhension avancée des
mécanismes corporels et des effets hormonaux que les
chercheurs et les médecins ont acquise au fil des ans.

Les agonistes des récepteurs du GLP-1 tels que le liraglutide et le semaglutide, comme nous l'avons vu, sont
actuellement les leaders de ce groupe et utilisent le principe de l'hormone naturelle GLP-1. Cette hormone est libérée après les repas et agit de différentes manières : Elle
stimule la libération d'insuline lorsque le taux de

glycémie augmente, retarde la vidange gastrique et favorise ainsi une sensation de satiété plus longue, ce qui aide à réduire la prise alimentaire. Ces effets rendent les agonistes des récepteurs du GLP-1 particulièrement efficaces dans le traitement de l'obésité et ont contribué à faire d'eux un choix populaire pour les stratégies de gestion du poids à long terme.

Les thérapies combinées telles que l'association de **bupropion** et **de naltrexone**, connue sous le nom commercial de **Contrave**, offrent une approche multi-mécaniste. **Le bupropion** est un antidépresseur également utilisé pour arrêter de fumer et connu pour avoir des effets coupe-faim, tandis que **la naltrexone** a été utilisée à l'origine pour traiter la dépendance aux opioïdes et à l'alcool. Cette combinaison vise à influencer les voies neurochimiques du cerveau qui contrôlent le désir et les centres de récompense, tout en augmentant la sensation de satiété. Cela fait de **Contrave un** outil efficace pour les personnes qui ont des difficultés à contrôler leurs habitudes alimentaires.

La recherche sur d'autres thérapies hormonales axées sur la modulation des effets du cortisol offre une approche innovante dans la lutte contre l'obésité, notamment en ce qui concerne la prise de poids liée au stress. **Le cortisol**, souvent appelé "hormone du stress", joue un rôle central dans le système de réponse physique au stress. En cas de stress chronique, une production accrue de cortisol peut entraîner divers changements métaboliques, dont une augmentation de l'appétit, une prise de poids et une mauvaise répartition des graisses, typiquement autour de la région abdominale.

Les thérapies qui visent à réguler le **cortisol** pourraient potentiellement réduire les effets négatifs du stress sur le poids corporel. Ces approches n'influenceraient pas seulement directement le niveau de cortisol, mais agiraient également sur les interactions complexes entre le stress, la faim et le métabolisme des graisses. Il pourrait s'agir d'une méthode efficace pour réduire les fringales et la prise excessive de nourriture induites par le stress, et donc pour contrôler la prise de poids.

Le développement de telles thérapies est particulièrement pertinent à une époque où de nombreuses personnes sont exposées à un stress psychologique et social accru, qui conduit souvent à des habitudes alimentaires malsaines et, en fin de compte, à l'obésité. En s'adressant aux voies biochimiques influencées par le **cortisol**, on pourrait proposer une stratégie de traitement multidimensionnelle qui prendrait en compte non seulement les aspects physiologiques, mais aussi psychologiques de l'obésité.

Les recherches dans ce domaine sont toutefois encore relativement récentes et les défis liés au développement de ces thérapies incluent la détermination précise du dosage, la prévention des effets secondaires et l'adaptation individuelle du traitement afin d'obtenir des résultats optimaux. Néanmoins, le potentiel de ces approches thérapeutiques à améliorer la qualité de vie des personnes concernées et à réduire les coûts de santé associés à l'obésité et aux maladies liées au stress en fait un domaine de recherche prometteur dans le domaine des sciences médicales.

Formes d'administration

Les injections amaigrissantes se présentent généralement sous la forme d'injections sous-cutanées que les patients peuvent s'administrer eux-mêmes. Cette forme d'administration s'est avérée efficace, car elle permet une libération contrôlée de la substance active et garantit une absorption directe dans la circulation sanguine. Voici quelques détails sur les formes d'administration habituelles et leur utilisation :

- Stylo prêt à l'emploi ou injecteur : de nombreuses seringues amaigrissantes, comme celles contenant des agonistes des récepteurs GLP-1 (par exemple le liraglutide, le semaglutide), sont proposées sous la forme d'un stylo ou d'un injecteur prérempli. Ces stylos sont faciles à utiliser et permettent aux patients d'effectuer l'injection de manière autonome, avec une formation minimale. Les stylos sont généralement équipés d'une aiguille fine, ce qui rend l'injection moins douloureuse.
- Dosage et fréquence d'utilisation : la plupart des injections amaigrissantes sont administrées une fois par jour ou une fois par semaine. Le dosage exact et la fréquence d'utilisation dépendent du médicament spécifique et des besoins

individuels du patient. Par exemple, le liraglutide est injecté quotidiennement, tandis que le sémaglutide et le tirazépatide sont généralement
administrés une fois par semaine.

- Instructions pour l'auto-injection : lors de la première prescription, les patients reçoivent généralement des instructions détaillées de la part d'un
prestataire de soins de santé sur la manière de
procéder correctement à l'injection. Cela comprend des instructions sur le stockage du médicament, la préparation de l'injection et l'élimination des aiguilles.

L'utilisation de ces formes d'injection permet d'intro-
duire efficacement des substances actives dans le corps,
ce qui se traduit dans de nombreux cas par une réduction significative du poids. L'autogestion de ces injections offre également une option pratique pour les patients qui peuvent avoir des difficultés à se rendre régulièrement chez le médecin.

Producteurs et distributeurs

Différentes entreprises pharmaceutiques développent et
commercialisent des injections amaigrissantes basées
sur des mécanismes d'action spécifiques. Voici un
aperçu de quelques-uns des fabricants les plus connus et
des produits qu'ils proposent :

- **Saxenda (liraglutide)** : Initialement développé pour le traitement du diabète de type 2 (sous le nom de **Victoza**), Saxenda est spécifiquement approuvé pour la perte de poids chez les adultes ayant un IMC de 30 ou plus ou de 27 ou plus avec au moins une maladie concomitante liée au poids.
- **Wegovy (sémaglutide)** : Une dose plus élevée de la substance active semaglutide, également connue sous le nom **d'Ozempic** pour le traitement du diabète de type 2. Wegovy est spécialement autorisé pour le traitement de gestion du poids chronique.
- **Ozempic (semaglutide)** : Bien qu'il soit principalement autorisé pour le traitement du diabète de type 2, Ozempic a également montré qu'il pouvait entraîner une perte de poids nettement mesurable. Dans de nombreux cas, l'Ozempic est utilisé hors étiquette pour la perte de poids, avant qu'il ne soit spécifiquement autorisé à cette fin sous le nom de Wegovy.

Eli Lilly and Company

- **Trulicity (dulaglutide)** : Bien qu'autorisé principalement comme traitement du diabète, Trulicity montre également des effets dans la perte de poids et est parfois utilisé à cet effet.

- **Contrave (bupropion et naltrexone)** : Ce médicament combine deux substances actives aux mécanismes différents, qui visent à réduire l'appétit et à augmenter la sensation de satiété. Il est spécifiquement autorisé pour la gestion du poids.

Rhythm Pharmaceuticals

- **Imcivree (Setmelanotide)** : Il s'agit d'une approche thérapeutique spécifique pour les patients atteints de maladies génétiques rares de l'obésité. Imcivree est autorisé pour le traitement des adultes et des enfants de plus de 6 ans atteints de certaines maladies génétiques conduisant à l'obésité.

AstraZeneca

- **Bydureon (exénatide)** : Il s'agit d'une forme d'agoniste du récepteur GLP-1, l'exénatide, qui est utilisée pour le traitement du diabète de type 2, mais qui peut également avoir des effets positifs sur la perte de poids. Le Bydureon est généralement injecté une fois par semaine.

- **Soliqua/Suliqua (insuline glargine et lixisénatide)** : Cette préparation combinée, qui comprend à la fois une insuline à longue durée d'action et un agoniste du récepteur GLP-1, est utilisée pour traiter le diabète de type 2, mais peut également contribuer à une perte de poids.

Pfizer

- **Rybelsus (sémaglutide oral)** : Il s'agit d'une formulation orale de semaglutide autorisée pour le traitement du diabète de type 2. Comme **Ozempic**, Rybelsus peut favoriser la perte de poids, bien qu'il ne soit pas spécifiquement commercialisé pour cette indication.

Boehringer Ingelheim et Eli Lilly

- **Jardiance (empagliflozine)** : Initialement développé pour le traitement du diabète de type 2, ce médicament inhibiteur de SGLT2 a montré qu'il pouvait également contribuer à la perte de poids, en particulier chez les patients diabétiques.

Vivus Inc.

- **Qsymia (phentermine et topiramate)** : Qsymia combine la phentermine, un coupe-faim, et le topiramate, un médicament initialement développé pour le traitement de l'épilepsie et qui favorise également la sensation de satiété. Ce médicament est spécifiquement autorisé pour la perte de poids et est souvent utilisé chez les patients qui sont non seulement en surpoids, mais également atteints de comorbidités telles que l'hypertension ou le diabète de type 2.

Nalpropion Pharmaceuticals

- **Contrave** (bupropion et naltrexone) : Comme mentionné précédemment, Contrave combine deux substances actives pour la réduction du poids. Développé à l'origine par Orexigen Therapeutics, il est désormais commercialisé par Nalpropion Pharmaceuticals.

Eisai Co.

- **Belviq (lorcaserin)** : ce médicament, qui agit sur l'activité des récepteurs de la sérotonine dans le cerveau pour augmenter la sensation de satiété, a été autorisé aux États-Unis pour la perte de poids, mais a été retiré du marché en raison de préoccupations concernant les risques potentiels de cancer.

Janssen Pharmaceuticals

- **Invokana (canagliflozine)** : Un inhibiteur du SGLT2 initialement développé pour le traitement du diabète de type 2. Comme d'autres inhibiteurs du SGLT2, Invokana peut contribuer à une perte de poids en incitant le corps à éliminer l'excès de sucre par l'urine.

Merck & Co.

- **Le stéglatro (ertugliflozine) :** Également un inhibiteur de SGLT2, approuvé pour le traitement du diabète de type 2 et offrant des avantages potentiels en termes de perte de poids.

Ces entreprises et d'autres, ainsi que leurs produits, montrent l'étendue des approches et des mécanismes désormais disponibles pour traiter le surpoids et l'obésité.

Leader du marché

Novo Nordisk et Eli Lilly sont actuellement les leaders sur le marché des injections amaigrissantes, notamment dans la catégorie des agonistes des récepteurs GLP-1, spécialement conçus pour la perte de poids. Novo Nordisk, une entreprise pharmaceutique danoise, a une influence considérable dans le domaine des thérapies de gestion du poids avec des produits comme **Saxenda** et **Wegovy**.

Eli Lilly, basé aux États-Unis, est en étroite concurrence avec Novo Nordisk et a démontré une forte présence sur le marché avec **Trulicity**, qui permet également des pertes de poids importantes. En outre, Eli Lilly développe **le tirazépatide** qui, en raison de sa grande efficacité potentielle en matière de perte de poids, est considéré comme un produit révolutionnaire dans le secteur et pourrait bientôt jouer un rôle important sur le marché. **Le tirazépatide** est un médicament innovant qui s'avère particulièrement prometteur dans le traitement du diabète de type 2 et de l'obésité. En tant qu'agoniste double des récepteurs GIP et GLP-1, le tirazépatide simule les effets de deux hormones incrétines, ce qui lui permet à la fois de réguler la glycémie et d'augmenter la sensation de satiété. Il en résulte un meilleur contrôle de la glycémie et une réduction significative du poids.

La combinaison particulière d'effets qu'offre **le tirazépatide**, à savoir le soutien de la sécrétion d'insuline basé sur le taux de glucose dans le sang et la réduction simultanée de la prise alimentaire grâce à une sensation de satiété accrue, rend ce médicament particulièrement précieux à l'avenir. Ces propriétés sont essentielles, car de nombreuses personnes atteintes de diabète de type 2 luttent également contre le surpoids ou l'obésité, et un traitement qui s'adresse efficacement à ces deux conditions peut améliorer considérablement la santé et réduire le risque de complications liées au diabète.

Les résultats des essais cliniques ont particulièrement impressionné la communauté médicale, car **le tirazépatide a** non seulement montré une meilleure efficacité dans le contrôle de la glycémie que les agonistes des récepteurs GLP-1 existants, mais a également entraîné une perte de poids remarquable. Ce potentiel place le **tirazé-patide** au cœur des espoirs d'une nouvelle génération de thérapies de gestion du diabète et du poids, qui pourraient à la fois améliorer la qualité de vie et offrir des options de traitement plus complètes et plus efficaces aux patients. La combinaison des effets thérapeutiques dans un seul médicament offre une avancée significative et symbolise les progrès de la recherche pharmaceutique qui pourraient révolutionner la gestion des maladies métaboliques.

Novo Nordisk et Eli Lilly ont déjà acquis une position dominante en développant des médicaments efficaces et sûrs contre l'obésité et le diabète, et continuent d'investir considérablement dans la recherche et le développement afin d'ouvrir la voie à de nouvelles options thérapeutiques. Leur rôle de leader est également renforcé par des études cliniques de grande envergure et une forte présence mondiale, ce qui leur permet de contribuer de manière significative à la formation du marché des thérapies de gestion du poids.

La science derrière les injections amaigrissantes

Les injections amaigrissantes utilisent des processus physiologiques complexes pour à la fois réduire l'appétit et influencer la production d'insuline, ce qui en fait une méthode efficace pour la gestion du poids et le traitement des maladies métaboliques. Le groupe des agonistes des récepteurs GLP-1, en particulier, qui est souvent utilisé dans ces médicaments, joue un rôle central dans ce processus.

Ces médicaments imitent l'action d'hormones naturelles telles que le glucagon-like peptide-1 (GLP-1). Le GLP-1 est produit dans l'intestin grêle après l'ingestion d'aliments et joue un rôle crucial dans la régulation de la glycémie et de l'appétit. En se liant aux récepteurs du GLP-1, ces médicaments stimulent la libération d'insuline par le pancréas d'une manière glucodépendante, c'est-à-dire que la sécrétion d'insuline est augmentée lorsque le taux de glucose sanguin augmente, ce qui évite une surproduction d'insuline et les hypoglycémies qui en découlent. Parallèlement, la vidange gastrique est retardée, ce qui permet au patient de rester rassasié plus longtemps et donc de réduire la consommation de calories tout au long de la journée.

De plus, ces hormones agissent directement sur le cerveau, où elles influencent la régulation de l'appétit. Elles activent certaines zones du cerveau responsables de la sensation de satiété, ce qui réduit la sensation de faim et entraîne une diminution de l'apport calorique. Cette double approche - amélioration de la réponse à l'insuline et contrôle de la sensation de faim - rend les agonistes des récepteurs du GLP-1 particulièrement efficaces dans le traitement de l'obésité et du diabète de type 2.

La capacité de ces médicaments à imiter et à renforcer les mécanismes naturels de l'organisme offre un moyen efficace et relativement sûr de traiter les problèmes de poids qui s'avèrent difficiles à traiter par des méthodes traditionnelles telles que le régime et l'exercice seul. Ces propriétés expliquent pourquoi ils sont de plus en plus considérés comme un élément important des stratégies thérapeutiques contre l'obésité et les troubles métabo-liques apparentés.

Comment fonctionnent les injections amaigrissantes ?

Les agonistes des récepteurs GLP-1, un groupe principal d'injections amaigrissantes, utilisent un principe très ef-ficace en imitant les processus naturels de l'organisme qui s'activent après la prise de nourriture. En simulant l'hormone GLP-1, ils obtiennent un effet multiple qui concerne à la fois le métabolisme et la sensation d'appé-tit, ce qui en fait un moyen efficace dans la gestion de l'obésité et du diabète de type 2.

L'hormone GLP-1, qui est naturellement produite dans la partie inférieure de l'intestin grêle après l'ingestion d'aliments, joue un rôle central dans la régulation du taux de glycémie. Elle stimule le pancréas pour qu'il libère plus d'insuline lorsque le taux de glucose sanguin augmente, ce qui contribue à réduire efficacement la glycémie. Cet effet insulinotrope ne se produit qu'en présence de taux de glucose élevés, ce qui réduit le risque d'hypoglycémies indésirables qui peuvent survenir avec d'autres traitements du diabète.

En plus d'influencer la sécrétion d'insuline, le GLP-1 ralentit également la vidange gastrique, ce qui entraîne une satiété plus longue après les repas, réduisant ainsi l'appétit et la prise alimentaire. Ce retard de la vidange gastrique contribue à atténuer les pics de glycémie après les repas, ce qui contribue globalement à un contrôle glycémique plus stable.

En outre, le GLP-1 influence directement le système nerveux central en agissant sur certaines zones du cerveau responsables de la régulation de la faim et de la satiété. L'activation de ces zones cérébrales permet de réduire la sensation de faim et les comportements associés qui conduisent à la prise alimentaire.

Ce mode d'action à plusieurs niveaux rend les agonistes des récepteurs du GLP-1 particulièrement attrayants pour le traitement des patients chez qui la gestion du poids et le contrôle de la glycémie jouent un rôle. En agissant simultanément sur plusieurs fronts, ces médicaments offrent une stratégie complète de traitement de l'obésité et du diabète de type 2.

Les agonistes des récepteurs du GLP-1 tels que le liraglutide et le semaglutide jouent le rôle central déjà présenté dans le traitement moderne du diabète et de l'obésité en se liant de manière ciblée aux récepteurs du GLP-1 dans l'organisme.

Cette liaison entraîne une augmentation de la sécrétion d'insuline, qui n'est activée que lorsque le taux de glycémie est élevé, ce qui réduit considérablement le risque d'hypoglycémie, un problème fréquent avec d'autres médicaments contre le diabète. En outre, ils ralentissent la vidange gastrique, ce qui prolonge la sensation de satiété et réduit ainsi la prise alimentaire. Ces propriétés en font une option efficace pour la gestion du poids et le contrôle du diabète.

En revanche, les préparations combinées comme le bupropion et la naltrexone, connues sous le nom commercial de Contrave, combinent différents mécanismes d'action qui influencent le comportement alimentaire. Le bupropion, un antidépresseur, a un effet coupe-faim en modulant les neurotransmetteurs dopamine et noradrénaline. La naltrexone intervient dans le système de récompense du cerveau pour réduire le besoin de manger. Cette combinaison agit en synergie pour réduire l'envie de manger et modifier les habitudes alimentaires.

Dans la pratique, les agonistes des récepteurs du GLP-1 ont souvent un effet plus important sur la perte de poids par rapport aux médicaments combinés. Des médicaments tels que le semaglutide peuvent atteindre une réduction moyenne d'environ 15% du poids corporel dans les essais cliniques, ce qui les rend particulièrement efficaces pour les personnes qui ont besoin d'une perte de poids importante. Contrave et les thérapies combinées similaires peuvent également être efficaces, en particulier chez les patients dont le comportement alimentaire est fortement influencé par des facteurs psychologiques tels que le stress et les comportements de récompense.

Le choix du médicament approprié dépend fortement des conditions de santé individuelles, de la présence de maladies concomitantes telles que le diabète de type 2 et des besoins et objectifs spécifiques du patient. Les deux classes de médicaments offrent des options précieuses pour la gestion du poids et du diabète, mais dans des contextes différents et avec des profils d'action différents. Nous y reviendrons en détail plus tard.

Comparaison de l'efficacité de différentes injections amaigrissantes

L'efficacité des injections amaigrissantes varie en fonction de la composition du principe actif et de la réaction individuelle du patient.

Les agonistes des récepteurs du GLP-1, tels que le sémaglutide et le liraglutide, se sont révélés particulièrement efficaces dans les études cliniques, notamment le sémaglutide, commercialisé sous le nom de Wegovy à des doses plus élevées pour une perte de poids spécifique. Dans ces études, le semaglutide atteint souvent une perte de poids moyenne d'environ 15% du poids corporel, tandis que le liraglutide et les médicaments similaires entraînent généralement une perte de poids de 5-10%.

En comparaison, les médicaments combinés comme Contrave, qui combine le bupropion et la naltrexone, offrent une autre option thérapeutique. Ces médicaments sont particulièrement indiqués pour les patients dont le comportement alimentaire est fortement influencé par des facteurs psychologiques, comme manger en état de stress. Bien qu'ils puissent être efficaces, la pratique montre que leur efficacité en termes de perte de poids est souvent inférieure à celle des agonistes des récepteurs du GLP-1. Contrave et les thérapies combinées similaires sont toutefois utiles pour les patients qui bénéficient d'un traitement qui s'adresse à la fois au désir physique et émotionnel de manger.

Ces différents profils d'action signifient que le choix de l'injection amaigrissante appropriée nécessite une réflexion approfondie qui tient compte non seulement des objectifs de santé individuels et des conditions médicales du patient, mais aussi de sa réponse personnelle au traitement. Par exemple, les patients qui souffrent de diabète de type 2 en plus de l'obésité peuvent être particulièrement avantagés par les agonistes des récepteurs du GLP-1, tandis que ceux qui ont une forte composante psychologique dans leur comportement alimentaire peuvent obtenir de meilleurs résultats avec une préparation combinée.

Dans l'ensemble, les injections amaigrissantes offrent une méthode efficace de réduction du poids, qui fonctionne en combinant le contrôle de l'appétit et l'amélioration des fonctions métaboliques. Cependant, le choix d'un médicament spécifique doit toujours se faire en collaboration avec un professionnel de la santé afin de garantir la meilleure option et la plus sûre pour chaque patient individuel.

Succès des injections amaigrissantes

Études cliniques

L'efficacité et la sécurité des injections amaigrissantes, en particulier des agonistes du récepteur GLP-1, sont bien documentées par de nombreuses études cliniques. Ces études ont montré que ces médicaments sont non seulement efficaces pour la perte de poids, mais qu'ils peuvent également réduire le risque de maladies liées à l'obésité.

Série d'études STEP pour le sémaglutide

- L'étude STEP 1 s'est concentrée sur la perte de poids chez les adultes souffrant d'obésité ou de surpoids et a examiné l'efficacité du semaglutide par rapport à un placebo, complété par des interventions sur le mode de vie. Dans cette étude, les participants ont reçu soit du semaglutide, soit un placebo, et les deux groupes ont été encouragés à améliorer simultanément leurs habitudes alimentaires et leur activité physique. Les résultats de l'étude ont été remarquables : ceux qui ont reçu le semaglutide ont enregistré une perte de poids moyenne d'environ 14,9% de leur poids corporel. Cela représente un succès et souligne l'efficacité potentielle du semaglutide en tant qu'aide à la perte de poids, surtout en combinaison avec des changements de style de vie.

- L'étude STEP 2 avait pour objectif d'évaluer les effets du semaglutide sur les adultes atteints de diabète de type 2. Dans cette étude, l'efficacité du semaglutide a été évaluée non seulement en termes de perte de poids, mais aussi en termes de capacité à améliorer le contrôle de la glycémie. Les participants qui ont reçu du semaglutide ont connu des améliorations significatives à la fois de leur contrôle glycémique et de leur poids corporel. Ces résultats confirment la double efficacité du semaglutide, qui n'est pas seulement un moyen de perdre du poids, mais qui peut également jouer un rôle important dans le traitement du diabète en aidant à gérer efficacement les taux de glycémie.

- L'étude STEP 3 a été spécialement conçue pour examiner la durabilité de la perte de poids obtenue grâce au semaglutide. Dans cette phase de l'étude, tous les participants ont d'abord reçu du semaglutide pendant 20 semaines afin d'observer les effets immédiats du médicament sur le poids corporel. Cette phase initiale a été suivie d'une période d'observation plus longue de 48 semaines, pendant laquelle une moitié des participants a continué à recevoir du semaglutide, tandis que l'autre moitié est passée à un placebo. Cette structure d'étude a permis aux chercheurs d'observer non seulement les effets à court terme du semaglutide sur la perte de poids, mais aussi d'évaluer dans quelle mesure les pertes de poids pouvaient être maintenues sur une période plus longue lorsque le traitement était poursuivi par rapport à l'arrêt du traitement. Les résultats ont montré que les participants qui ont continué à recevoir le semaglutide ont pu maintenir efficacement leur poids réduit, tandis que ceux qui sont passés au placebo ont eu tendance à reprendre du poids. Ces conclusions sont particulièrement précieuses car elles soulignent l'importance d'un traitement continu par le semaglutide pour le maintien de la perte de poids à long terme. Elles confirment que, bien que la perte de poids initiale soit une étape importante, l'utilisation continue du semaglutide peut être cruciale pour préserver les bénéfices pour la santé obtenus et contrecarrer une éventuelle reprise de poids.

Étude SELECT pour le sémaglutide

L'étude SELECT est un vaste essai clinique visant à étudier les effets cardiovasculaires et métaboliques à long terme du semaglutide chez les personnes souffrant d'obésité sans diabète. Cette étude est particulièrement importante car elle vise à déterminer si le semaglutide peut réduire le risque d'événements cardiovasculaires graves dans une population qui, bien qu'obèse, n'est pas atteinte de diabète de type 2. Les maladies cardiovasculaires sont étroitement liées à l'obésité et représentent globalement l'une des principales causes de morbidité et de mortalité. Par conséquent, un résultat positif de cette étude pourrait avoir des implications importantes pour le traitement de l'obésité.

L'étude SELECT est conçue comme une étude randomisée en double aveugle, contrôlée par placebo, afin de minimiser les erreurs et de garantir l'intégrité des données. Des participants de différents pays sont suivis pendant une période prolongée, avec administration de semaglutide ou d'un placebo. Cette approche méthodologique permet aux chercheurs de recueillir des données fiables sur la manière dont le semaglutide influence le risque d'événements cardiovasculaires.

On ne saurait surestimer l'importance des résultats de cette étude. Si les données finales montrent que le sémaglutide peut réduire le risque cardiovasculaire chez les patients obèses non diabétiques, cela pourrait influencer considérablement les stratégies de traitement de l'obésité. Un tel résultat conduirait à une utilisation plus large des agonistes des récepteurs du GLP-1 dans ce groupe de patients et modifierait et élargirait fondamentalement les approches thérapeutiques de l'obésité.

En outre, une meilleure compréhension des effets cardiovasculaires du sémaglutide aiderait à améliorer le profil de sécurité de cette classe de médicaments. En obtenant des informations sur les risques et les avantages potentiels, l'étude pourrait contribuer à optimiser le traitement afin de garantir non seulement l'efficacité, mais aussi la sécurité et le bien-être des patients. De telles recherches sont essentielles pour prendre des décisions cliniques éclairées et améliorer la santé générale et la qualité de vie des personnes souffrant d'obésité.

Série d'études SCALE pour le liraglutide

SCALE Obésité et prédiabète

L'étude SCALE Obesity and Prediabetes a examiné l'efficacité du liraglutide dans le contexte de la perte de poids chez les personnes souffrant d'obésité et de prédiabète. Les résultats de cette étude ont été très instructifs quant aux avantages potentiels du liraglutide pour ce groupe spécifique de patients.

Dans l'étude, les participants ont reçu soit du liraglutide, soit un placebo. Les données ont montré qu'un nombre important de personnes ayant reçu le liraglutide ont enregistré une perte de poids considérable. Plus précisément, 63% des participants traités par liraglutide ont perdu au moins 5% de leur poids corporel. En comparaison, seuls 27% des participants du groupe placebo ont atteint cette perte de poids.

Cette différence significative dans les résultats souligne l'efficacité du liraglutide comme aide à la perte de poids chez les personnes souffrant d'obésité et de prédiabète. Il convient de noter qu'une perte de poids d'au moins 5% chez les personnes souffrant d'obésité et de prédiabète peut non seulement apporter des avantages esthétiques ou physiques, mais aussi réduire durablement le risque de développer un diabète de type 2 et d'autres maladies métaboliques.

L'étude SCALE fournit donc des connaissances importantes qui peuvent être utilisées dans la pratique médicale afin d'améliorer les stratégies de traitement des patients atteints de prédiabète et d'obésité. De tels résultats sont importants pour le développement d'interventions ciblées qui non seulement réduisent le poids, mais améliorent également la santé générale et le bien-être.

SCALE Diabète

L'étude SCALE Diabetes s'est concentrée sur les effets du liraglutide sur les personnes atteintes de diabète de type 2, notamment en termes de perte de poids et d'amélioration du contrôle glycémique. Le liraglutide est un agoniste des récepteurs GLP-1 initialement développé pour le traitement du diabète de type 2 et sa capacité à réduire le poids a également été évaluée dans cette étude.

Les résultats de l'étude SCALE Diabetes ont montré que le traitement par liraglutide n'entraînait pas seulement une perte de poids mesurable, mais améliorait également le contrôle de la glycémie chez les participants. Ceci est particulièrement pertinent étant donné que l'obésité et le mauvais contrôle de la glycémie font tous deux partie des principaux facteurs qui augmentent le risque de complications du diabète, telles que les maladies cardiovasculaires, les lésions rénales et la rétinopathie.

L'amélioration du contrôle glycémique par le liraglutide est probablement due à plusieurs mécanismes, dont la stimulation de la sécrétion d'insuline en réponse à des niveaux élevés de glucose dans le sang et le retard de la vidange gastrique, ce qui entraîne un afflux plus lent et plus régulier de glucose dans le sang. Ces effets aident à réduire les pics de glycémie après les repas, ce qui est un aspect critique dans le traitement du diabète de type 2.

La perte de poids chez les personnes atteintes de diabète de type 2 grâce au liraglutide peut offrir des avantages supplémentaires, car la perte de poids entraîne souvent une amélioration de la sensibilité à l'insuline. Cela signifie que les cellules du corps réagissent mieux à l'insuline et peuvent absorber plus efficacement le glucose de la circulation sanguine, ce qui contribue encore à réduire la glycémie.

En résumé, l'étude SCALE Diabetes offre un aperçu précieux de la manière dont le liraglutide peut contribuer, dans le cadre d'un plan de traitement global, non seulement au contrôle de la glycémie, mais aussi à la gestion du poids chez les personnes atteintes de diabète de type 2.

Étude LIGHT pour la naltrexone-bupropion (Contrave)

L'étude LIGHT était un important essai clinique visant à évaluer les effets du médicament naltrexone-bupropion sur le risque cardiovasculaire chez les patients en surpoids ou obèses. La naltrexone-bupropion est une thérapie combinée souvent prescrite pour la perte de poids, car elle peut réduire l'envie de manger et augmenter la sensation de satiété. L'étude du profil de risque cardiovasculaire de ce médicament était cruciale, car le surpoids et l'obésité sont eux-mêmes des facteurs de risque de maladies cardiovasculaires.

Bien que l'étude LIGHT ait été interrompue prématurément, elle a néanmoins fourni des informations importantes sur la sécurité de la naltrexone-bupropion. De telles interruptions prématurées ne sont pas inhabituelles dans le monde de la recherche clinique et offrent néanmoins des possibilités d'apprentissage importantes.

Les données de sécurité recueillies au cours de l'étude sont très importantes, car elles aident les médecins et les patients à prendre des décisions éclairées sur l'utilisation de la naltrexone-bupropion pour la perte de poids, en particulier chez les patients présentant des conditions cardiovasculaires existantes ou un risque élevé de telles conditions. Ces données peuvent permettre de savoir si le médicament augmente potentiellement le risque de crise cardiaque, d'accident vasculaire cérébral ou d'autres événements cardiovasculaires graves.

En conclusion, les résultats de l'étude LIGHT, malgré l'interruption prématurée, ont fourni des informations précieuses sur le profil de sécurité de la naltrexone-bupropion. Ces informations sont essentielles pour le développement des directives de traitement et peuvent contribuer à rendre plus sûre la prise en charge des patients qui cherchent une aide médicamenteuse pour perdre du poids.

Contrave

Contrave a également été évalué dans le cadre d'études cliniques qui ont montré qu'il pouvait réduire efficacement le poids corporel.

Contrave a été spécialement conçu pour la perte de poids et a montré des résultats positifs lors d'études cliniques. Le principe actif bupropion est connu pour ses propriétés antidépressives et sa capacité à supprimer l'envie de tabac, tandis que la naltrexone est principalement utilisée dans le traitement des dépendances aux opioïdes et à l'alcool. La combinaison de ces deux substances actives vise à influencer à la fois les aspects physiologiques et psychologiques de la prise alimentaire.

Dans l'une des études cliniques sur Contrave, les participants qui ont pris le médicament pendant un an ont perdu en moyenne environ 5% de leur poids corporel. Ce chiffre est à comparer avec la perte de poids d'environ 1% seulement chez les participants qui ont reçu un placebo. Cette différence considérable souligne l'efficacité de Contrave dans l'aide à la perte de poids.

L'un des principaux avantages de Contrave réside dans sa capacité à réduire l'envie de manger et à améliorer le contrôle du comportement alimentaire. Ceci est particulièrement précieux pour les personnes qui ont un lien psychologique fort avec la nourriture, comme celles qui mangent pour des raisons émotionnelles ou qui ont des difficultés à réguler de manière adéquate leur sensation de satiété. Le mode d'action de Contrave peut aider à briser les cycles de fringales et de suralimentation, ce qui favorise une perte de poids durable.

En outre, les effets psychologiques du bupropion, tels que l'amélioration de l'humeur et la réduction de la dépression, peuvent aider les patients à se sentir plus motivés et moins stressés pendant le processus de perte de poids. Cela peut être un facteur déterminant pour le succès à long terme de la perte de poids et le maintien d'un mode de vie sain.

Ainsi, Contrave offre une solution efficace pour la gestion du poids en agissant à la fois sur les facteurs physiologiques et psychologiques qui influencent le comportement alimentaire. Ce double mode d'action en fait un outil précieux pour les personnes qui ont des difficultés à contrôler leur poids uniquement par le régime et l'exercice.

Ces études ne sont qu'un petit aperçu d'une grande quantité de recherches consacrées à l'évaluation de la sécurité, de l'efficacité et des effets à long terme de ces médicaments. Elles contribuent à définir et à affiner les applications thérapeutiques des injections amaigrissantes afin de s'assurer qu'elles sont à la fois efficaces et sans danger pour les patients qui en ont besoin.

Ils montrent non seulement l'efficacité de ces médicaments dans la perte de poids, mais aussi leur potentiel à offrir d'autres avantages pour la santé en réduisant les facteurs de risque de maladies chroniques comme le diabète de type 2 et les maladies cardiovasculaires. Ces résultats ont largement contribué à la reconnaissance des injections amaigrissantes comme options de traitement sûres et efficaces de l'obésité et du surpoids.

Effets à long terme et durabilité de la perte de poids

L'utilisation d'injections amaigrissantes s'est imposée ces dernières années comme une méthode efficace, en particulier pour les personnes qui ont des difficultés à perdre du poids uniquement par un régime et de l'exercice.

Les effets à long terme des injections amaigrissantes basées sur l'action des agonistes des récepteurs GLP-1 sont un autre aspect important de leur popularité et de leur efficacité. Le soutien continu apporté par ces médicaments peut contribuer à modifier le comportement alimentaire à long terme. Les patients apprennent souvent à consommer de plus petites portions et se sentent rassasiés plus rapidement, ce qui contribue à améliorer et à stabiliser la gestion du poids. Ce mécanisme permet également d'éviter l'effet yoyo qui se produit souvent après la fin des régimes traditionnels, car le comportement alimentaire initial est souvent rapidement repris.

L'efficacité durable de ces traitements est en outre étayée par des études qui montrent que les patients qui utilisent cette thérapie à long terme peuvent connaître une perte de poids constante ou une stabilisation réussie de leur poids. Il est toutefois important que l'utilisation de telles injections soit considérée comme faisant partie d'une approche globale, qui comprend également un changement de style de vie et, le cas échéant, un soutien psychologique.

44

Ce n'est donc pas seulement l'effet direct sur le comportement alimentaire et le métabolisme qui favorise la durabilité de ces traitements, mais aussi les instructions et la motivation pour un mode de vie plus sain qui peut être maintenu à long terme.

La durée d'utilisation des injections amaigrissantes peut varier considérablement et est largement influencée par la réaction individuelle du patient au traitement et par l'apparition d'effets secondaires. Les médicaments tels que les agonistes des récepteurs du GLP-1 sont en principe conçus pour un traitement à long terme, et de nombreuses études cliniques soutiennent leur utilisation sur plusieurs années, tant que les patients en tirent profit et que le traitement est bien toléré.

Il n'est pas toujours facile de répondre à la question de la durée d'utilisation, notamment parce que l'obésité est considérée comme une maladie chronique nécessitant une stratégie de gestion continue et à long terme. Les directives médicales actuelles recommandent souvent que ces traitements médicamenteux soient utilisés dans le cadre d'un plan de traitement global, qui doit être poursuivi même après avoir atteint le poids cible, afin de maintenir les résultats obtenus et d'éviter une reprise de poids.

L'intégration de modifications du mode de vie est un aspect important de ces traitements. Le soutien médicamenteux peut aider à faciliter les ajustements nécessaires en matière d'alimentation et d'activité physique, en réduisant la sensation de faim et en favorisant la satiété. Cependant, à long terme, l'objectif est que les patients internalisent ces changements de comportement et les maintiennent même sans soutien médicamenteux.

Lorsque l'utilisation des injections amaigrissantes est terminée, il est important de maintenir les comportements appris en matière d'alimentation saine et d'activité physique régulière. Sans ces efforts continus, il existe effectivement un risque de retour aux anciens schémas et donc de reprise. Par conséquent, la décision d'arrêter le traitement doit toujours être mûrement réfléchie et, dans l'idéal, prise en concertation avec un professionnel de la santé afin d'assurer une transition planifiée et un soutien continu.

L'utilisation à long terme d'injections amaigrissantes est donc en principe judicieuse, mais elle nécessite par nature une surveillance médicale continue. Cela est nécessaire pour surveiller les éventuels effets secondaires ou les complications à long terme. Les effets secondaires les plus fréquents sont les nausées, les vomissements, la diarrhée et une éventuelle irritation au niveau du site d'injection. Des risques plus graves, mais rares, peuvent inclure une pancréatite, une maladie de la vésicule biliaire et même de rares formes de cancer de la thyroïde.

Pour une perte de poids efficace et durable, ces injections devraient en fin de compte être utilisées comme une partie importante d'un plan de traitement complet. Ce plan devrait également inclure un changement de régime alimentaire, une activité physique régulière et un soutien psychologique. La combinaison de ces mesures permet

non seulement de réduire le poids, mais aussi de minimiser le risque de prise de poids à l'avenir.

Risques et effets secondaires

Les injections amaigrissantes sont une méthode de plus en plus populaire et souvent très utile pour soutenir la perte de poids. Cependant, l'utilisation de ces médicaments comporte également des effets secondaires et des risques potentiels qui peuvent être pertinents à court et à long terme.

Effets secondaires fréquents

Les injections pour perdre du poids, en particulier celles basées sur les agonistes des récepteurs GLP-1, entraînent souvent des troubles gastro-intestinaux.

L'adaptation du corps au médicament peut prendre un certain temps et, pendant cette période, des symptômes tels que nausées, vomissements, diarrhée et constipation peuvent apparaître. Ces effets diminuent souvent après une période d'adaptation, car le corps développe une certaine tolérance à la substance active. C'est un aspect important que les patients doivent garder à l'esprit, car un bon contrôle des symptômes et une adaptation du mode de vie peuvent contribuer à mieux gérer la phase initiale du traitement.

En plus des problèmes digestifs, des maux de tête, des vertiges et une augmentation du rythme cardiaque peuvent apparaître comme effets secondaires. Ces symptômes font également partie de la réaction d'adaptation du corps au médicament. Les maux de tête et les vertiges peuvent être causés par des changements dans la circulation sanguine et l'hydratation induits par le médicament. L'augmentation de la fréquence cardiaque peut être causée par l'effet stimulant du médicament sur le système cardiovasculaire.

Il est très important que les patients qui subissent ces effets secondaires soient suivis de près par un médecin. Une surveillance régulière par des prestataires de soins de santé permet de garder un œil sur les effets secondaires et de réagir à temps si des ajustements du traitement sont nécessaires. Cela peut inclure un ajustement de la dose ou un changement de médicament, surtout si les effets secondaires persistent ou sont particulièrement pénibles.

Une étroite collaboration avec le médecin traitant est donc essentielle pour garantir un traitement sûr et efficace. Le médecin peut, le cas échéant, procéder à des ajustements thérapeutiques afin d'améliorer la tolérance au médicament et la qualité de vie du patient pendant le traitement.

Effets secondaires rares

Les rares effets secondaires des médicaments contenant des agonistes des récepteurs du GLP-1 peuvent être graves et entraîner des problèmes de santé à long terme.

Le lien entre l'utilisation d'agonistes des récepteurs du GLP-1 et la survenue d'une pancréatite est un point critique dans la considération de ces médicaments pour la perte de poids.

La pancréatite, une inflammation du pancréas, est une maladie potentiellement mortelle qui peut être aiguë ou chronique. Les symptômes d'une pancréatite aiguë comprennent de fortes douleurs abdominales, des nausées, des vomissements, de la fièvre et un pouls rapide. La pancréatite chronique peut entraîner des douleurs abdominales persistantes, des troubles digestifs et même le diabète, car le pancréas s'endommage au fil du temps.

Les mécanismes exacts par lesquels les agonistes des récepteurs du GLP-1 pourraient provoquer une pancréatite ne sont pas encore entièrement compris. Certaines théories suggèrent que ces médicaments pourraient influencer la sécrétion d'enzymes digestives, ce qui entraînerait une activation prématurée de ces enzymes et attaquerait le pancréas. Il se pourrait également que les médicaments affectent la circulation sanguine dans le pancréas, ce qui pourrait entraîner une inflammation.

Pour les patients ayant des antécédents de maladie pancréatique ou ceux qui présentent des facteurs de risque de pancréatite (comme certaines habitudes alimentaires ou la consommation d'alcool), l'utilisation d'agonistes des récepteurs du GLP-1 doit être considérée avec une prudence particulière. Ces patients doivent faire l'objet d'une surveillance étroite et des mesures médicales immédiates doivent être prises dès l'apparition des premiers symptômes suggérant une éventuelle pancréatite.

La décision d'utiliser ces médicaments doit toujours être basée sur une évaluation individuelle des bénéfices et des risques, en tenant compte des antécédents de santé du patient, des alternatives possibles pour la perte de poids et de la gravité de l'obésité. Un suivi attentif pendant le traitement est indispensable pour assurer le bien-être des patients et pour détecter et traiter précocement les complications graves telles que la pancréatite.

Maladies de la vésicule biliaire

Les maladies de la vésicule biliaire sont un autre effet secondaire possible de l'utilisation d'injections amaigrissantes, en particulier lorsqu'elles sont associées à des processus de perte de poids rapide. Les calculs biliaires et la cholécystite (une inflammation de la vésicule biliaire) sont deux affections courantes qui peuvent survenir dans ce contexte.

Les calculs biliaires se forment lorsque des particules solides s'accumulent dans la bile et durcissent. Ces calculs peuvent varier en taille et en composition, les calculs de cholestérol étant les plus courants. La vésicule biliaire sert à stocker la bile produite par le foie et nécessaire à la digestion des graisses. En cas de perte de poids importante, la composition de la bile peut changer, ce qui favorise la formation de calculs biliaires. Si la perte de poids est très rapide, cela peut augmenter le risque, car la vésicule biliaire se vide moins souvent et la bile reste plus longtemps dans la vésicule biliaire, ce qui augmente la probabilité de formation de calculs.

La cholécystite survient lorsque des calculs biliaires bloquent l'écoulement de la bile, ce qui provoque une inflammation. Ce blocage peut provoquer de fortes douleurs dans la partie supérieure droite de l'abdomen, de la fièvre et des vomissements. Une cholécystite non traitée peut entraîner des complications plus graves, notamment une rupture de la vésicule biliaire.

Le traitement des maladies de la vésicule biliaire comprend souvent l'administration d'analgésiques et, dans certains cas, l'ablation de la vésicule biliaire par une intervention chirurgicale connue sous le nom de cholécystectomie. La prévention des calculs biliaires et de la cholécystite chez les patients suivant un traitement de perte de poids avec des agonistes des récepteurs du GLP-1 peut nécessiter une stratégie de perte de poids moins agressive afin d'éviter des changements abrupts dans la vésicule biliaire.

Pour les patients qui utilisent des injections amaigrissantes et qui présentent un risque de maladie de la vésicule biliaire, il peut être conseillé de modérer le processus de perte de poids et d'opter pour un régime alimentaire comprenant des repas réguliers afin de vider régulièrement la vésicule biliaire. Une surveillance médicale étroite est également importante afin de pouvoir réagir rapidement à tout signe de maladie de la vésicule biliaire.

Problèmes rénaux

Les problèmes rénaux constituent un autre problème lié à l'utilisation des agonistes des récepteurs du GLP-1, en particulier pour les personnes qui souffrent déjà d'une fonction rénale réduite. Ces médicaments peuvent affecter la fonction rénale et aggraver les problèmes rénaux existants.

Les reins jouent un rôle central dans la filtration et l'élimination des déchets du sang, ainsi que dans la régulation de l'équilibre des liquides et des électrolytes. Une détérioration de la fonction rénale peut entraîner une accumulation de toxines dans l'organisme, ce qui peut provoquer de nombreux problèmes de santé.

Les mécanismes possibles par lesquels les agonistes des récepteurs du GLP-1 peuvent causer ou aggraver des problèmes rénaux comprennent

- Déshydratation : les effets secondaires tels que les nausées et les vomissements peuvent entraîner une déshydratation qui pèse sur les reins.
- Modification de la circulation sanguine : les médicaments peuvent influencer la circulation sanguine dans les reins, ce qui peut affecter la fonction rénale.
- Toxicité directe : il existe des preuves que certains agonistes des récepteurs du GLP-1 peuvent

avoir des effets toxiques directs sur les cellules rénales.

Pour les patients qui souffrent déjà de troubles de la fonction rénale, il est important de surveiller attentivement la fonction rénale pendant le traitement avec les agonistes des récepteurs du GLP-1. Cela comprend des analyses de sang régulières pour vérifier la fonction rénale, notamment les taux de créatinine et d'urée dans le sang, ainsi que des analyses d'urine pour évaluer l'excrétion de protéines et d'autres fonctions rénales.

Une détérioration de la fonction rénale pendant le traitement peut nécessiter d'ajuster la dose du médicament ou d'arrêter complètement le traitement. En outre, des mesures doivent être prises pour assurer une hydratation suffisante et minimiser les facteurs de risque susceptibles d'entraîner une charge rénale.

Dans les cas où une détérioration de la fonction rénale est constatée, une évaluation complète doit être effectuée par un néphrologue ou un spécialiste approprié afin de discuter des options de traitement appropriées et de minimiser le risque de dommages supplémentaires. Cela souligne l'importance d'une prise en charge globale et d'une surveillance attentive des patients utilisant ces médicaments qui peuvent potentiellement changer leur vie.

Carcinome de la thyroïde

Le risque accru de cancer de la thyroïde, en particulier de carcinome médullaire de la thyroïde, lors de l'utilisation d'agonistes des récepteurs du GLP-1 est un autre effet secondaire aussi grave que rare qui nécessite une attention particulière. Ces préoccupations proviennent d'études précliniques au cours desquelles un taux accru de tumeurs thyroïdiennes a été observé chez des rongeurs traités avec des agonistes des récepteurs du GLP-1. Bien que de tels résultats ne soient pas toujours directement transposables à l'homme, cela a conduit à une vigilance et une prudence accrues lors de la prescription de ces médicaments.

Le carcinome médullaire de la thyroïde est une forme rare de cancer de la thyroïde qui se développe à partir des cellules parafolliculaires (cellules C) de la thyroïde. Ce type de cancer peut être agressif et difficile à traiter une fois qu'il s'est propagé. Le lien entre les agonistes des récepteurs du GLP-1 et le risque de cancer médullaire de la thyroïde est considéré comme une stimulation directe potentielle de la croissance cellulaire par le médicament.

L'utilisation d'agonistes des récepteurs du GLP-1 n'est généralement pas recommandée pour les patients ayant des antécédents familiaux de carcinome médullaire de la thyroïde ou souffrant de néoplasie endocrinienne multiple de type 2 (MEN 2). Le MEN 2 est une maladie génétique associée à un risque élevé de carcinome médullaire de la thyroïde ainsi qu'à d'autres troubles endocriniens.

Les patients traités avec des agonistes des récepteurs du GLP-1 doivent être informés des symptômes possibles de problèmes thyroïdiens, tels qu'un gonflement ou une grosseur dans la gorge, un enrouement, des difficultés à avaler ou des problèmes respiratoires. Des examens réguliers de la thyroïde peuvent faire partie du plan de surveillance, en particulier chez les patients présentant un risque accru.

On peut donc affirmer que le risque potentiel de cancer de la thyroïde est une considération sérieuse lors de l'utilisation d'agonistes des récepteurs du GLP-1 et nécessite une évaluation précise du rapport bénéfice/risque par le médecin traitant, en particulier pour les groupes à risque.

Rétinopathie diabétique

La rétinopathie diabétique est une autre complication grave du diabète, qui est causée par des dommages aux vaisseaux sanguins de la rétine et peut entraîner une perte de vision. Alors que les agonistes des récepteurs du GLP-1 sont principalement utilisés pour le traitement du diabète de type 2 et la perte de poids, et qu'ils ont de nombreux effets positifs sur la glycémie et le profil métabolique général, certains rapports suggèrent une association entre l'utilisation de ces médicaments et le développement ou l'aggravation de la rétinopathie diabétique.

Les mécanismes exacts par lesquels les agonistes des récepteurs du GLP-1 pourraient contribuer à la rétinopathie ne sont pas totalement élucidés. Une théorie suggère que des changements rapides dans les niveaux de glucose sanguin, comme ceux qui peuvent être causés par le puissant effet hypoglycémiant des agonistes des récepteurs du GLP-1, pourraient entraîner une déstabilisation des vaisseaux sanguins rétiniens. Une autre possibilité pourrait être que les médicaments aient des effets indirects sur le système vasculaire, entraînant une détérioration de la santé rétinienne.

En raison de ces risques potentiels, il est important que les patients qui utilisent des agonistes des récepteurs du GLP-1 et qui souffrent déjà de diabète de type 2 soient régulièrement examinés par un ophtalmologue. Cela comprend généralement des examens annuels du fond d'œil. Le fond de l'œil est examiné à la recherche de signes de lésions des vaisseaux sanguins. À cela s'ajoute, le cas échéant, une tomographie par cohérence optique (OCT), un examen d'imagerie qui fournit des images détaillées des structures de l'œil et permet de détecter les signes précoces d'une lésion.

Ces examens peuvent être plus fréquents pour les patients souffrant de maladies oculaires existantes ou présentant des facteurs de risque de développer une rétinopathie diabétique. Il est également conseillé d'informer tous les patients utilisant des agonistes des récepteurs du GLP-1 des symptômes de la rétinopathie diabétique, tels que la vision floue, les difficultés à voir les couleurs, l'assombrissement ou les zones vides dans le champ de vision et l'apparition soudaine de taches ou de points "flottants" qui peuvent indiquer des saignements dans l'œil.

Une surveillance régulière et un dépistage précoce permettent de minimiser les risques de déficience visuelle grave et de mettre en place un traitement approprié, si nécessaire.

Compte tenu de ces effets secondaires rares mais potentiellement graves, il est important que les médecins et les patients soient bien informés et effectuent des contrôles de santé réguliers afin de s'assurer que le traitement reste sûr. En cas de signes de ces effets secondaires graves, il convient de demander immédiatement une aide médicale et d'adapter le traitement en conséquence.

Risques à long terme pour la santé liés aux injections amaigrissantes

L'utilisation à long terme d'injections amaigrissantes, en particulier celles contenant des agonistes des récepteurs GLP-1, peut comporter des risques potentiels pour la santé, qui doivent être pris en compte lors de la décision de traitement. Ces médicaments agissent en stimulant le récepteur GLP-1, ce qui entraîne une amélioration de la sécrétion d'insuline, une diminution de la libération de glucagon et un retard de la vidange gastrique. Ces mécanismes ne favorisent pas seulement la perte de poids, mais ont également des effets sur différents systèmes d'organes, ce qui suscite des inquiétudes en cas d'utilisation à long terme.

- Fonction rénale : comme mentionné précédemment, les agonistes des récepteurs du GLP-1 peuvent exercer un stress supplémentaire sur les reins des personnes souffrant d'une insuffisance rénale préexistante. Les mécanismes possibles de ce phénomène comprennent la déshydratation due aux nausées ou aux vomissements, ainsi que les effets directs sur la fonction rénale. Une utilisation à long terme pourrait augmenter le risque de lésions rénales, ce qui nécessite une surveillance régulière de la fonction rénale.
- Pancréatite : le risque de pancréatite chronique ou récurrente est également une considération sérieuse, en particulier pour les patients qui ont déjà des antécédents de cette maladie. La stimulation du récepteur GLP-1 pourrait potentiellement entraîner une modification de la sécrétion d'enzymes digestives, ce qui pourrait augmenter le risque d'inflammation.

Effets hormonaux et cellulaires à long terme

- Équilibre hormonal : l'utilisation chronique d'agonistes des récepteurs du GLP-1 affecte l'équilibre hormonal, en particulier les hormones associées au métabolisme du glucose. Cela pourrait avoir des effets à long terme sur le métabolisme, dont les conséquences complètes ne sont pas encore connues.

- Régulation de la croissance cellulaire : certaines études suggèrent que la stimulation à long terme du récepteur du GLP-1 pourrait influencer la croissance de certains types de cellules, ce qui augmenterait potentiellement le risque de certains cancers, comme le carcinome médullaire de la thyroïde. Ces préoccupations sont principalement basées sur des études expérimentales chez l'animal et nécessitent des recherches supplémentaires pour comprendre leur pertinence chez l'homme.

Recommandations pour une utilisation à long terme

En raison de ces risques potentiels, il est généralement recommandé de surveiller attentivement l'utilisation des agonistes des récepteurs du GLP-1, en particulier chez les patients ayant des antécédents médicaux ou des facteurs de risque pour les conditions susmentionnées. Des examens médicaux réguliers, y compris des analyses de sang et des tests fonctionnels des systèmes d'organes concernés, sont essentiels pour détecter précocement d'éventuels effets néfastes et adapter le traitement en conséquence.

Une approche globale de la santé du patient et une évaluation régulière du rapport bénéfices/risques du traitement sont essentielles pour s'assurer que les bénéfices de la perte de poids l'emportent sur les risques potentiels à long terme. Dans certains cas, cela pourrait impliquer d'envisager des thérapies alternatives ou d'ajuster la posologie afin de minimiser le risque d'effets néfastes à long terme sur la santé.

L'utilisation d'agonistes des récepteurs du GLP-1 peut exercer un stress supplémentaire sur les reins des personnes **souffrant d'une insuffisance rénale** préexistante, car ces médicaments peuvent avoir des effets directs et indirects sur la fonction rénale.

Parmi les effets indirects, on compte la déshydratation causée par des effets secondaires tels que les nausées et les vomissements. Ces symptômes sont particulièrement répandus au début du traitement et peuvent mettre les reins à rude épreuve, car ils disposent de moins de liquide pour les processus de filtration nécessaires. Les effets directs des médicaments sur la fonction rénale ne sont pas encore totalement élucidés, mais on pense qu'ils pourraient influencer la manière dont le sang circule dans les reins et est filtré.

En cas d'utilisation à long terme de ces médicaments, on craint que les effets cumulatifs n'entraînent une détérioration progressive de la fonction rénale, en particulier chez les patients qui souffrent déjà d'une fonction rénale réduite. Cela peut augmenter le risque de maladies graves telles que la maladie rénale chronique ou même l'insuffisance rénale. C'est pourquoi il est essentiel de surveiller régulièrement la fonction rénale. Cela implique des analyses de sang pour déterminer la créatinine sérique et le taux de filtration glomérulaire, qui sont des indicateurs importants de la performance rénale. Des analyses d'urine supplémentaires peuvent également être effectuées afin de détecter rapidement les signes de lésions rénales, comme la présence de protéines dans les urines.

En cas de signes de détérioration de la fonction rénale, il peut s'avérer nécessaire d'ajuster la posologie des médicaments, voire d'envisager un traitement alternatif. De telles décisions doivent être prises en étroite collaboration avec un médecin afin de garantir la sécurité et l'efficacité du traitement et de protéger la santé et la qualité de vie des patients.

Les préoccupations concernant le risque de **pancréatite** chronique ou récurrente lors de l'utilisation d'agonistes des récepteurs du GLP-1 sont également particulièrement pertinentes pour les patients qui ont des antécédents de cette maladie. Ces médicaments, souvent utilisés pour traiter le diabète de type 2 et aider à la perte de poids, agissent en stimulant le récepteur GLP-1, ce qui provoque diverses réactions physiologiques dans l'organisme, y compris une influence sur la sécrétion d'enzymes digestives.

La stimulation du récepteur GLP-1 peut entraîner une sécrétion accrue d'enzymes digestives par le pancréas avant que les aliments n'atteignent l'intestin, ce qui peut conduire à une activation prématurée de ces enzymes. Normalement, ces enzymes ne deviennent actives que dans l'intestin, où elles peuvent agir en toute sécurité pour digérer les aliments. Cependant, si elles sont activées trop tôt, elles peuvent au contraire attaquer les tissus du pancréas, ce qui entraîne une inflammation. Ce mécanisme pourrait augmenter le risque de développer ou d'aggraver une pancréatite chez les patients qui utilisent des agonistes des récepteurs du GLP-1.

Le traitement et la prise en charge des patients susceptibles de développer une pancréatite et utilisant des agonistes des récepteurs du GLP-1 nécessitent donc une surveillance particulièrement attentive. Les symptômes de la pancréatite comprennent de fortes douleurs abdominales pouvant s'étendre jusqu'au dos, des nausées, des vomissements, de la fièvre et un rythme cardiaque rapide. Si ces symptômes apparaissent, les patients doivent immédiatement demander une aide médicale.

En outre, le professionnel de santé doit soigneusement évaluer les risques et les avantages de la poursuite du traitement par agonistes des récepteurs du GLP-1. Dans certains cas, il peut être nécessaire d'adapter le traitement ou de choisir des approches thérapeutiques alternatives afin de minimiser le risque de pancréatite. Ces décisions doivent être prises sur une base individuelle, en tenant compte de l'ensemble des antécédents médicaux et de la situation personnelle du patient, afin de garantir un traitement sûr et efficace.

L'utilisation à long terme des agonistes des récepteurs du GLP-1 et leur influence sur l'équilibre hormonal constituent une considération importante pour le traitement, en particulier dans les états chroniques tels que le diabète de type 2 et l'obésité.

Ces médicaments régulent non seulement le taux de glucose dans le sang en influençant la sécrétion d'insuline et en retardant la vidange gastrique, mais ils ont également des effets sur différentes hormones impliquées dans la régulation du métabolisme du glucose.

Les agonistes des récepteurs GLP-1 stimulent la sécrétion d'insuline, une hormone clé qui aide à réguler la glycémie après un repas en favorisant l'absorption du glucose par les cellules. Parallèlement, ces médicaments suppriment la libération de glucagon, une hormone produite par le pancréas pour augmenter la glycémie en favorisant la libération du sucre stocké dans le foie. En réduisant la sécrétion de glucagon, les agonistes des récepteurs du GLP-1 contribuent à réduire la production hépatique de glucose, ce qui diminue encore la glycémie.

Ces changements dans l'équilibre de l'insuline et du glucagon peuvent conduire à un contrôle efficace de la glycémie, mais les effets à long terme de ces modifications hormonales ne sont pas encore totalement compris. Il est possible que l'influence chronique de ces hormones affecte d'autres voies métaboliques, comme le métabolisme des lipides ou l'homéostasie énergétique, ce qui pourrait potentiellement entraîner des effets indésirables.

De plus, ces médicaments pourraient avoir une influence sur le poids corporel en augmentant la sensation de satiété et en contribuant ainsi à la perte de poids. Cet effet est en grande partie positif, mais une manipulation continue des hormones de la satiété et du métabolisme énergétique pourrait à long terme perturber l'équilibre naturel entre la faim et la satiété.

Compte tenu de ces effets potentiels, il est important que les médecins et les patients surveillent attentivement les effets hormonaux des agonistes des récepteurs du GLP-1 et procèdent à des évaluations régulières afin de détecter et de gérer rapidement les effets négatifs potentiels sur le métabolisme. La décision de poursuivre ce traitement doit toujours tenir compte de la réponse individuelle du patient et inclure une évaluation continue du rapport bénéfice/risque afin d'assurer une santé et un bien-être optimaux à long terme du patient.

La stimulation à long terme du récepteur GLP-1 par certains médicaments contre le diabète et de gestion du poids pourrait en outre, selon certaines études, influencer la croissance cellulaire et augmenter potentiellement le risque de certains cancers, dont le carcinome médullaire de la thyroïde. Ces résultats proviennent principalement d'études expérimentales sur des animaux, ce qui rend difficile l'interprétation et la transposition des résultats à l'homme.

Dans les études expérimentales sur les animaux, on a d'ailleurs observé que l'activation du récepteur GLP-1 n'influence pas seulement les processus métaboliques, mais favorise également la croissance et la différenciation de certains types de cellules. Dans le domaine de la thyroïde en particulier, certaines études ont montré un taux accru d'hyperplasie des cellules C et de tumeurs chez les rongeurs. Les cellules C sont responsables de la production de calcitonine et leur hyperactivité peut entraîner un carcinome médullaire de la thyroïde, un type de cancer rare mais souvent agressif.

La pertinence de ces résultats pour l'homme reste controversée. Alors que ces données basées sur l'animal indiquent une augmentation potentielle du risque, des effets comparables dans l'utilisation clinique chez l'homme ne sont pas clairement établis. Néanmoins, de tels résultats conduisent à une prudence accrue et à une surveillance plus étroite des patients traités par agonistes des récepteurs du GLP-1, en particulier ceux ayant des antécédents familiaux de carcinome médullaire de la thyroïde ou de maladies génétiques telles que la néoplasie endocrinienne multiple de type 2, chez qui le risque de tels cancers est déjà élevé.

Compte tenu de ces risques potentiels, il est recommandé que les patients qui utilisent des agonistes des récepteurs du GLP-1 subissent des examens réguliers de la thyroïde afin de détecter rapidement tout signe d'hyperplasie des cellules C ou d'autres changements anormaux. Parallèlement, une recherche scientifique continue est nécessaire pour comprendre les mécanismes par lesquels ces médicaments influencent la croissance des cellules et pour déterminer l'ampleur du risque réel pour les humains. Ces connaissances sont essentielles pour garantir la sécurité du traitement par agonistes des récepteurs du GLP-1 et pour prendre des décisions thérapeutiques en connaissance de cause, en mettant en balance les avantages à long terme et les risques potentiels.

Contre-indications

L'utilisation d'injections amaigrissantes, en particulier celles qui contiennent des agonistes des récepteurs du GLP-1, est contre-indiquée chez certains groupes de patients en raison du risque accru d'effets secondaires graves ou de complications. Parmi les contre-indications importantes figurent

- Carcinome médullaire de la thyroïde et néoplasie endocrinienne multiple de type 2 (MEN 2) : Les personnes ayant des antécédents personnels ou familiaux de ces maladies doivent éviter les agonistes des récepteurs du GLP-1. Le carcinome médullaire de la thyroïde est une forme rare de cancer de la thyroïde qui se développe à partir des cellules C de la thyroïde. Le MEN 2 est une maladie génétique qui entraîne différentes formes de néoplasie endocrinienne, dont le carcinome médullaire de la thyroïde. L'utilisation d'agonistes des récepteurs du GLP-1 pourrait augmenter le risque de développement de ces cancers en raison d'un éventuel effet stimulant sur la croissance des cellules C. Les agonistes des récepteurs du GLP-1 peuvent également être utilisés dans le traitement de la MEN.

- Insuffisance rénale sévère : les patients souffrant d'insuffisance rénale sévère ou de maladies rénales doivent également être prudents ou éviter les agonistes des récepteurs du GLP-1. Comme mentionné précédemment, ces médicaments peuvent imposer une charge supplémentaire à la fonction rénale, surtout en cas d'insuffisance rénale préexistante. Une détérioration de la fonction rénale peut nuire à l'élimination du médicament et entraîner une accumulation, ce qui augmente le risque d'effets secondaires.
- Pancréatite : les patients souffrant de pancréatite ou ayant des antécédents de cette maladie doivent s'abstenir d'utiliser des agonistes des récepteurs du GLP-1. Ces médicaments peuvent augmenter le risque de récidive de la pancréatite ou d'aggravation de l'état, car ils peuvent affecter la sécrétion d'enzymes digestives, ce qui peut entraîner une inflammation.
- Maladies gastro-intestinales : Les patients souffrant de maladies gastro-intestinales graves doivent faire preuve de prudence lorsqu'ils utilisent des agonistes des récepteurs du GLP-1. Comme ces médicaments peuvent souvent provoquer des effets secondaires tels que nausées,

vomissements, diarrhée et constipation, ils peuvent aggraver des maladies existantes telles que le syndrome du côlon irritable, la colite ulcéreuse ou la maladie de Crohn.

- Grossesse et allaitement : les données sur la sécurité des agonistes des récepteurs du GLP-1 pendant la grossesse et l'allaitement sont insuffisantes. Par prudence, ces médicaments devraient être évités pendant ces périodes, à moins que les bénéfices ne l'emportent nettement sur les risques pour l'enfant à naître ou le nourrisson.

- les maladies cardiovasculaires : Bien que les agonistes des récepteurs du GLP-1 puissent avoir certains effets bénéfiques sur le système cardiovasculaire, les personnes souffrant de maladies cardiovasculaires graves, telles que l'insuffisance cardiaque avancée ou l'angine de poitrine instable, ne doivent envisager l'utilisation de ces médicaments que sous surveillance médicale stricte.

- Maladies graves du foie : Les personnes souffrant de maladies hépatiques graves doivent également faire preuve de prudence ou éviter d'utiliser des agonistes des récepteurs du GLP-1. Le foie joue un rôle central dans le métabolisme de nombreux médicaments et une fonction hépatique altérée peut influencer le traitement de ces substances actives, ce qui peut entraîner une augmentation des concentrations dans l'organisme et des effets potentiellement toxiques.

- Réactions allergiques graves : Les patients ayant des antécédents de réactions allergiques graves aux composants de l'agoniste du récepteur du GLP-1 ne doivent pas utiliser ces médicaments. Les réactions allergiques peuvent aller de l'éruption cutanée à l'anaphylaxie, une réaction potentiellement mortelle.

- Abus d'alcool : les personnes qui abusent actuellement de l'alcool ou qui ont des antécédents d'abus d'alcool doivent également être prudentes, car l'alcool peut surcharger le pancréas et augmenter encore le risque de pancréatite. Les agonistes des récepteurs du GLP-1 peuvent également augmenter ce risque.

Pour les patients souffrant de l'une des conditions susmentionnées, il est important d'envisager des traitements alternatifs et de travailler en étroite collaboration avec les prestataires de soins de santé afin d'élaborer un plan de traitement sûr et efficace. Ces précautions permettent de minimiser le risque de complications graves et de protéger la santé des patients.

Précautions à prendre

Il est essentiel de prendre des précautions particulières lors de l'utilisation d'agonistes des récepteurs du GLP-1, en particulier chez les personnes qui souffrent déjà de maladies chroniques. Ces médicaments peuvent potentiellement aggraver des problèmes de santé existants. Par conséquent, une surveillance complète et régulière par des professionnels de la santé est essentielle pour garantir la sécurité et l'efficacité du traitement.

La surveillance régulière doit inclure les aspects suivants :

- Tests sanguins : ils sont essentiels pour surveiller les changements dans la glycémie, la fonction rénale, la fonction hépatique et d'autres paramètres importants qui pourraient être affectés par le médicament. Les analyses de sang permettent également d'évaluer l'efficacité du traitement et de détecter les signes précoces de complications.
- Surveillance de la fonction rénale : étant donné que les agonistes des récepteurs du GLP-1 peuvent entraîner des lésions supplémentaires chez les patients souffrant d'insuffisance rénale, il est particulièrement important de contrôler régulièrement la fonction rénale. Des tests tels que la mesure de la créatinine sérique et le calcul du débit de filtration glomérulaire (DFG) sont la norme à cet égard.
- Ajustements de la posologie : en fonction des réactions individuelles au traitement et des résultats des contrôles périodiques, il peut être nécessaire d'ajuster la posologie. Ceci est particulièrement important chez les patients qui présentent des signes d'effets secondaires ou chez qui la fonction rénale ou hépatique se détériore.

71

En outre, les patients doivent être informés des effets secondaires possibles et des symptômes qui pourraient indiquer des complications graves. Il s'agit notamment de troubles gastro-intestinaux, de changements dans les urines, d'une perte de poids inexpliquée, d'un jaunissement de la peau ou des yeux et de fortes douleurs abdominales. De tels symptômes nécessitent une évaluation médicale immédiate.

Une étroite collaboration entre les patients et les prestataires de soins de santé est importante pour garantir une utilisation sûre des agonistes des récepteurs du GLP-1. Les patients doivent être encouragés à se rendre à tous les rendez-vous médicaux et à signaler immédiatement tout changement de leur état de santé. Cette approche proactive permet de minimiser les risques potentiels et de maximiser les avantages thérapeutiques de ce traitement.

Mélange de différents médicaments

L'association ou le mélange de différents médicaments pour la perte de poids sous forme d'injections doit être traité avec prudence et n'est pas recommandé sans les instructions explicites et la surveillance d'un prestataire de soins de santé qualifié. Les différents agents utilisés pour la réduction du poids ont des mécanismes et des modes d'action spécifiques, et leur combinaison peut entraîner des interactions imprévues, des effets secondaires ou des risques pour la santé.

- Interactions pharmacologiques : Différents médicaments pour la perte de poids, tels que les agonistes des récepteurs GLP-1 (par ex. liraglutide, semaglutide), ont des propriétés pharmacologiques différentes. L'association de ces médicaments peut entraîner une augmentation ou une diminution de l'effet de l'un ou des deux médicaments, voire l'apparition de nouveaux effets secondaires.
- Augmentation des effets secondaires : Certains des effets secondaires les plus courants des agonistes du GLP-1 comprennent des nausées, des vomissements, des diarrhées et une possible irritation au site d'injection. L'association de plusieurs de ces médicaments pourrait augmenter le risque et la gravité de ces effets secondaires.
- Directives réglementaires et cliniques : Jusqu'à présent, il existe peu de données cliniques sur la sécurité et l'efficacité de la combinaison de différents médicaments injectables pour la perte de poids. Les médicaments sont généralement approuvés pour une utilisation basée sur des études cliniques qui démontrent leur sécurité et leur efficacité en monothérapie ou dans le cadre d'une thérapie combinée spécifique.

Tout type de thérapie combinée ne devrait se faire que sous la supervision et avec l'approbation d'un prestataire de soins de santé. Il est important que les patients informent leurs médecins de tous les médicaments qu'ils prennent, y compris ceux qui sont utilisés pour perdre du poids.

Quelle injection amaigrissante pour qui ?

Comme indiqué, il existe différents types de médicaments sur le marché, qui se distinguent par leur mode d'action et leurs domaines d'application. Le choix d'un médicament approprié dépend de plusieurs facteurs, notamment des antécédents médicaux individuels, de la présence de maladies concomitantes, de la tolérance et des recommandations du médecin traitant.

Sélection par préparation

Voici quelques types d'injections courantes pour la perte de poids et leurs applications typiques :

Agonistes des récepteurs GLP-1 (Wegovy, Saxenda, Trulicity)

La classe des agonistes des récepteurs GLP-1 (glucagon-like peptide-1 agonist) est particulièrement efficace pour le traitement du surpoids et de l'obésité, en particulier chez les personnes atteintes de diabète de type 2 ou de prédiabète. Les médicaments les plus connus de cette classe sont le liraglutide (Saxenda), le semaglutide (Wegovy) et le dulaglutide (Trulicity). Ces médicaments utilisent une approche innovante du contrôle du poids et de la régulation de la glycémie en imitant et en modulant les mécanismes de l'organisme.

Les agonistes des récepteurs GLP-1 imitent l'action de l'hormone naturelle GLP-1, qui est produite dans l'intestin et joue un rôle dans la régulation de la glycémie et de l'appétit. Les principaux effets de ces médicaments sont les suivants

Augmentation de la sécrétion d'insuline

Les agonistes des récepteurs GLP-1 utilisent l'hormone glucagon-like peptide-1, qui est produite dans l'intestin et joue un rôle central dans la régulation de la glycémie. Lorsque des aliments sont ingérés et que la glycémie augmente, le GLP-1 se lie à des récepteurs situés sur les cellules bêta du pancréas. Cette liaison entraîne une augmentation de la sécrétion d'insuline par les cellules bêta, une hormone nécessaire pour transporter le glucose du sang vers les cellules. Cela entraîne une baisse du taux de glycémie. Parallèlement, le GLP-1 contribue à supprimer la production de glucagon, une hormone produite par les cellules alpha du pancréas qui augmente le taux de glycémie en incitant le foie à libérer le glucose stocké. La réduction du glucagon contribue à maintenir la stabilité de la glycémie après un repas.

Ce double mode d'action du GLP-1 est particulièrement avantageux dans le traitement du diabète de type 2, car il aide à réguler plus efficacement les taux de glycémie tout en réduisant la probabilité de pics et de vallées glycémiques. Étant donné que les agonistes des récepteurs GLP-1 augmentent la sécrétion d'insuline de manière glucodépendante, la sécrétion d'insuline n'est renforcée que lorsque la glycémie est élevée, mais pas lorsque la glycémie est basse, ce qui réduit le risque d'hypoglycémie. Outre l'amélioration du contrôle de la glycémie, ces médicaments présentent également l'avantage de réduire le poids en augmentant la sensation de satiété et en retardant la vidange gastrique, ce qui entraîne au final une diminution de l'apport calorique. Ces propriétés font des agonistes des récepteurs du GLP-1 une option de traitement efficace qui non seulement améliore les taux de glycémie, mais contribue également à l'amélioration générale de la santé en aidant à la gestion du poids.

diminution de la sécrétion de glucagon

Les agonistes des récepteurs GLP-1 n'influencent pas seulement la production d'insuline, mais également la quantité de glucagon, une hormone sécrétée par le pancréas. Normalement, le glucagon contribue à augmenter le taux de glucose sanguin en stimulant le foie pour qu'il libère le glucose stocké dans la circulation sanguine. En réduisant la production de glucagon, ces médicaments permettent de réduire plus efficacement le taux de glucose sanguin. Cette réduction est cruciale car elle aide à atténuer les pics de glycémie causés par les repas et améliore ainsi la stabilité de la glycémie tout au long de la journée.

Ceci est particulièrement important pour le traitement du diabète de type 2, pour lequel un contrôle régulier de la glycémie est essentiel pour éviter les complications à long terme pour la santé.

Retard de la vidange gastrique

Les agonistes des récepteurs GLP-1 influencent la vitesse à laquelle les aliments quittent l'estomac en ralentissant la vidange gastrique. Cet effet a des avantages pour le contrôle du poids et la gestion du diabète de type 2. Lorsque les aliments restent plus longtemps dans l'estomac, cela entraîne une sensation de satiété prolongée. Cette sensation de satiété prolongée peut aider les personnes à manger moins souvent ou à consommer de plus petites portions, car le besoin de manger est atténué par la sensation de plénitude.

Le ralentissement de la vidange gastrique joue également un rôle important dans la régulation de la glycémie. Étant donné que les aliments pénètrent plus lentement dans l'intestin grêle, le glucose est libéré plus progressivement dans le sang, ce qui se traduit par une courbe de glycémie plus régulière et moins pointue après les repas. Cela contribue à réduire les pics de glycémie typiques après les repas, qui sont fréquents chez les personnes atteintes de diabète et qui peuvent entraîner des problèmes de santé à long terme.

En outre, le ralentissement de la vidange gastrique induit par les agonistes des récepteurs du GLP-1 contribue efficacement à la gestion du poids. En renforçant et en prolongeant la sensation de satiété, ces médicaments aident les personnes à consommer moins de calories, ce qui peut favoriser la perte de poids. Ce mécanisme est particulièrement précieux, car le surpoids et l'obésité sont étroitement liés au développement et à l'aggravation du diabète de type 2. La capacité de ces médicaments à influencer positivement à la fois le contrôle de la glycémie et le poids corporel en fait une option importante dans la stratégie de traitement des patients obèses atteints de diabète de type 2.

Régulation de l'appétit

Les agonistes des récepteurs GLP-1 ont une action intéressante qui va au-delà des effets directs sur l'estomac et le pancréas. Ces médicaments influencent également le cerveau, ce qui se traduit par une meilleure régulation de l'appétit et de la satiété. Ils le font en agissant sur certaines zones du cerveau responsables de la régulation de la sensation de faim et de la prise alimentaire. En activant ces zones du cerveau, la sensation de satiété augmente et l'appétit diminue, ce qui incite les patients à manger moins.

La capacité de ces médicaments à interférer directement avec le système nerveux central et à amplifier les signaux de bien-être et de plénitude est essentielle à leur succès dans l'aide à la perte de poids. Ce processus entraîne une réduction de l'apport calorique, car la sensation de satiété prolongée facilite la prise de repas plus petits et la réduction des collations entre les repas. Cette réduction de l'apport calorique est une conséquence naturelle de la diminution de la sensation de faim.

En outre, l'effet des agonistes des récepteurs du GLP-1 sur le cerveau aide les patients à modifier leurs habitudes alimentaires et à faire des choix plus sains, ce qui peut conduire à une gestion plus durable du poids à long terme. Ce changement de comportement est particulièrement précieux, car il aide à briser le cycle souvent difficile des régimes et de la prise de poids qui afflige de nombreuses personnes souffrant d'obésité.

Dans l'ensemble, les agonistes des récepteurs du GLP-1 permettent aux patients de contrôler leur apport calorique et d'obtenir une réduction de poids à long terme grâce à une combinaison d'effets physiques et psychologiques. Cette approche holistique du traitement de l'obésité et du diabète de type 2 en fait une option précieuse dans la thérapie médicale moderne.

Application clinique et avantages

Pour les personnes atteintes de diabète de type 2 ou de prédiabète, ces médicaments offrent une double fonction, en contribuant à la fois à la perte de poids et à l'amélioration du contrôle de la glycémie. La gestion du poids est un élément essentiel du traitement du diabète de type 2, car le surpoids et l'obésité peuvent exacerber la résistance à l'insuline, ce qui aggrave encore la maladie.

Les effets secondaires les plus fréquents des agonistes des récepteurs du GLP-1 sont les troubles gastro-intestinaux, tels que les nausées, les vomissements, la diarrhée et la constipation. Ces effets secondaires sont généralement légers à modérés et s'améliorent souvent avec le temps. Il existe également des risques rares mais plus graves, tels que la pancréatite, les problèmes rénaux et d'éventuelles tumeurs de la thyroïde, qui doivent être pris en compte avant le début du traitement.

Analogues de l'amyline (Symline)

Les analogues de l'amyline, tels que le pramlintide (Symlin), constituent une classe particulière de médicaments contre le diabète utilisés en complément de l'insulinothérapie. Le pramlintide est un analogue synthétique de l'hormone humaine amyline, qui est naturellement produite par les cellules bêta du pancréas en même temps que l'insuline. Chez les personnes atteintes de diabète, en particulier de diabète de type 1 et de diabète de type 2, qui utilisent l'insuline, la production ou l'action de l'amyline est souvent insuffisante.

Le pramlintide agit en imitant les fonctions naturelles de l'amyline, ce qui a plusieurs effets importants sur le contrôle de la glycémie et la prise alimentaire. Tout d'abord, il ralentit la vidange de l'estomac après un repas, ce qui entraîne une libération plus lente du glucose dans la circulation sanguine et réduit ainsi les pics de glycémie après les repas. Ce ralentissement de la vidange gastrique contribue également à prolonger la sensation de satiété, ce qui peut réduire la quantité totale de nourriture ingérée. En outre, le pramlintide inhibe la sécrétion de glucagon, une hormone qui augmente le taux de glucose dans le sang en incitant le foie à libérer du glucose. En réduisant la sécrétion de glucagon, le pramlintide contribue à stabiliser davantage les taux de glycémie postprandiaux.

Le pramlintide est particulièrement adapté aux patients diabétiques qui ne parviennent pas à contrôler de manière optimale leur glycémie malgré l'insulinothérapie. Il présente un intérêt particulier pour les diabétiques de type 1 qui ont besoin d'un contrôle supplémentaire des pics de glycémie, ainsi que pour les diabétiques de type 2 qui utilisent de l'insuline et qui ont des difficultés à atteindre leurs objectifs glycémiques. En outre, le pramlintide peut être utile aux patients qui souffrent de surpoids ou d'obésité et qui sont également diabétiques, car il augmente la sensation de satiété et peut donc potentiellement contribuer à la perte de poids.

Pour les patients qui suivent un traitement structuré du diabète et qui sont constamment confrontés à des fluctuations de la glycémie, le Pramlintid offre un soutien précieux. Il aide à modérer l'absorption de glucose après les repas, ce qui permet d'atteindre et de maintenir plus facilement des taux de glycémie plus stables. L'utilisation du pramlintide nécessite une coordination et un suivi minutieux par un médecin, car le dosage de l'insuline peut devoir être ajusté pour éviter les hypoglycémies.

Globalement, le pramlintide améliore la qualité de vie des patients grâce à un meilleur contrôle de la glycémie et soutient les objectifs de gestion du poids, ce qui en fait un complément important dans le traitement du diabète, en particulier pour ceux qui utilisent déjà l'insuline.

Le bupropion/naltrexone, connu sous le nom commercial de Contrave, est un médicament de perte de poids qui combine deux substances actives qui agissent en synergie pour influencer l'appétit et la faim. Ce médicament est particulièrement intéressant parce qu'il intervient de manière unique dans les processus neurochimiques du cerveau qui concernent aussi bien le comportement alimentaire que l'humeur et les éventuels mécanismes de dépendance.

Le bupropion est une substance active utilisée à l'origine comme antidépresseur et pour le sevrage tabagique. Il agit principalement comme un inhibiteur de la recapture de la dopamine et de la noradrénaline, ce qui signifie qu'il augmente la disponibilité de ces neurotransmetteurs dans le cerveau. La dopamine joue un rôle central dans la récompense et la motivation et peut également influencer les envies de nourriture, en particulier les aliments sucrés ou gras, qui sont souvent associés aux signaux de récompense. La noradrénaline, quant à elle, est impliquée dans la régulation de la vigilance et de la dépense énergétique.

La naltrexone, le deuxième médicament de la combinaison, est généralement utilisée pour traiter la dépendance à l'alcool et aux opiacés. Il agit comme un antagoniste des récepteurs opioïdes, ce qui signifie qu'il bloque l'action des opioïdes qui sont naturellement présents dans le cerveau et font partie du système de récompense de l'organisme. En bloquant ces récepteurs, la naltrexone peut contribuer à réduire les envies et les sensations de récompense associées à la nourriture.

La combinaison de bupropion et de naltrexone dans Contrave utilise ces mécanismes pour réduire l'appétit et augmenter la sensation de satiété. En améliorant l'humeur et en assurant une vigilance accrue, tandis que la naltrexone atténue les aspects gratifiants de la nourriture, le désir global de manger est réduit. Cela fait de Contrave une option efficace pour les personnes qui luttent contre le surpoids ou l'obésité, en particulier lorsque ces conditions sont associées à des aspects émotionnels tels que la nourriture stressante ou une faible humeur.

En plus de la perte de poids, Contrave peut également convenir aux personnes qui sont également confrontées à des comportements addictifs ou à des troubles de l'humeur. Les propriétés antidépressives du bupropion peuvent être utiles chez les patients souffrant de troubles dépressifs, et les propriétés de suppression de la dépendance de la naltrexone peuvent être utiles lorsque le comportement alimentaire est considéré comme faisant partie d'un problème de dépendance.

Le médicament est généralement utilisé dans le cadre d'un plan de traitement global pour la gestion du poids, qui comprend également des modifications de l'alimentation, de l'activité physique et des changements de comportement. Avant d'utiliser Contrave, il est important de demander un avis médical, car le médicament peut interagir avec d'autres médicaments et ne convient pas à tous les patients. Il peut provoquer des effets secondaires tels que des nausées, de la constipation, des maux de tête et parfois une augmentation de la pression artérielle, qui doivent être surveillés et évalués par un médecin.

L'état de santé comme critère de sélection

Lors du choix d'une injection amaigrissante, telle que celle utilisée dans le traitement du surpoids et de l'obésité, de nombreux facteurs doivent être pris en compte afin de s'assurer que le médicament est efficace et sûr. L'état de santé du patient joue un rôle central.

Les maladies existantes telles que le diabète peuvent influencer considérablement le choix des médicaments. Par exemple, les agonistes des récepteurs GLP-1 pourraient être particulièrement appropriés dans de tels cas, car ils aident non seulement à gérer le poids, mais améliorent également le contrôle de la glycémie. Ces médicaments peuvent donc être doublement bénéfiques pour les diabétiques qui souhaitent perdre du poids.

Les maladies cardiovasculaires sont également importantes lors du choix d'un médicament pour la perte de poids. Certains médicaments peuvent influencer le système cardiovasculaire, par exemple en augmentant la pression artérielle ou la fréquence cardiaque. Dans ce cas, il est important de choisir un médicament qui soit sûr pour les patients souffrant de telles maladies pré-existantes ou d'adapter le dosage en conséquence.

Les problèmes de santé mentale tels que la dépression ou les troubles anxieux doivent également être pris en compte, car certains médicaments de perte de poids peuvent avoir une influence sur l'humeur et le bien-être. Les médicaments qui agissent sur le système nerveux central, comme le bupropion, qui a également des effets antidépresseurs, pourraient être privilégiés dans de tels cas.

Le choix du bon médicament pour la perte de poids doit donc toujours être une décision individuelle, basée sur une évaluation médicale complète. Il est important que les médecins prennent en compte tous les aspects de la santé du patient afin de garantir un traitement sûr et efficace. Les interactions possibles avec d'autres médicaments que le patient pourrait prendre, ainsi que les conditions de vie et les besoins individuels, devraient également être pris en compte dans la prise de décision.

Interactions avec d'autres médicaments comme critère

La vérification des interactions entre une injection amaigrissante et d'autres médicaments qu'un patient pourrait prendre est une autre étape critique dans le traitement sûr et efficace du surpoids ou de l'obésité. Les interactions médicamenteuses peuvent réduire l'efficacité du traitement, augmenter les effets secondaires indésirables ou même causer des problèmes de santé dangereux.

Par exemple, les agonistes des récepteurs du GLP-1, souvent utilisés pour la perte de poids, peuvent avoir des interactions potentielles avec un grand nombre d'autres médicaments. Ils peuvent influencer la vitesse à laquelle les médicaments sont libérés de l'estomac, ce qui peut modifier l'absorption et l'efficacité de ces médicaments. Ceci est particulièrement pertinent pour les médicaments qui nécessitent un dosage précis, tels que les antidiabétiques oraux ou les médicaments pour la tension artérielle.

Lors de l'utilisation de bupropion/naltrexone, une autre option courante pour les injections amaigrissantes, les médecins doivent faire attention à la combinaison avec d'autres substances agissant sur le système nerveux central, comme certains antidépresseurs ou antipsychotiques. Le bupropion peut augmenter le risque de convulsions, en particulier lorsqu'il est associé à des médicaments qui abaissent le seuil des convulsions.

De même, il est important de tenir compte de l'interaction entre les injections amaigrissantes et les médicaments qui influencent le risque de saignement, car certains de ces médicaments de perte de poids peuvent affecter la coagulation du sang. Cela pourrait entraîner des complications chez les patients prenant des anticoagulants tels que la warfarine.

L'évaluation de ces interactions nécessite une réflexion approfondie et parfois l'adaptation du dosage ou du calendrier de prise des médicaments. Il est indispensable que les médecins et les pharmaciens examinent une liste complète de tous les médicaments, y compris ceux délivrés sur ordonnance, en vente libre et à base de plantes, qu'un patient utilise avant de prescrire une injection amaigrissante. Les patients devraient également être encouragés à signaler tout changement dans leur médication ou tout nouveau médicament qu'ils ont commencé à prendre, afin de s'assurer que leur plan de traitement reste toujours sûr et efficace.

Les effets secondaires comme critère de sélection

Lors du choix des injections amaigrissantes, il convient de continuer à prendre soigneusement en compte les effets secondaires potentiels, car ceux-ci peuvent nuire à la qualité de vie du patient et parfois présenter de graves risques pour sa santé. Les effets secondaires les plus courants associés à ces médicaments, tels que les nausées, les vomissements, la diarrhée et la constipation, reflètent souvent l'action du médicament sur le tractus gastro-intestinal. Ces symptômes peuvent survenir en particulier pendant la phase initiale du traitement et peuvent éventuellement s'atténuer avec le temps, à mesure que le corps s'habitue au médicament.

Le ralentissement de la vidange gastrique, un effet fréquent de nombreux médicaments de perte de poids, peut entraîner des nausées et une constipation. Bien que cet effet puisse contribuer à la perte de poids en prolongeant la sensation de satiété, l'inconfort qui en résulte peut être difficile à gérer pour certains patients. La diarrhée et les vomissements peuvent également survenir lorsque le corps réagit à la modification de l'apport alimentaire et aux substances actives contenues dans le médicament.

En outre, il existe des effets secondaires plus graves, mais plus rares, qui doivent être pris en compte au moment de choisir une injection spécifique pour perdre du poids. Par exemple, le risque de pancréatite, une inflammation du pancréas, peut être plus élevé avec l'utilisation de certains agonistes des récepteurs du GLP-1. Il s'agit d'une condition médicale grave qui nécessite un traitement immédiat. Des problèmes rénaux peuvent également survenir, en particulier si le médicament interfère avec l'absorption de liquides ou si les reins ont déjà été endommagés au préalable.

Le choix du bon médicament ne doit donc pas uniquement se baser sur l'efficacité, mais également prendre en compte la tolérance individuelle et le profil de risque du patient. Il est important que les médecins et les patients travaillent ensemble pour peser les avantages et les inconvénients de chaque option de traitement, y compris la manière dont les effets secondaires pourraient affecter le mode de vie quotidien et la santé générale du patient. Une communication ouverte sur tous les effets secondaires vécus et la volonté d'adapter le traitement si

nécessaire sont essentielles pour garantir que le traitement est non seulement efficace, mais aussi sûr.

Les effets à long terme comme critère de sélection

Le choix d'une injection amaigrissante dans le cadre
d'un plan de gestion du poids complet, comprenant des
changements alimentaires, de l'activité physique et une
thérapie comportementale, est une étape importante
pour obtenir des résultats à long terme en matière de
perte de poids. En effet, l'adéquation des différents types
d'injections amaigrissantes pour les traitements à long
terme varie en fonction de leur mode d'action, de leur
efficacité, de leur profil de sécurité et de leur tolérance
par le patient.

Certaines des injections amaigrissantes les plus utilisées
sont basées sur les agonistes des récepteurs GLP-1,
comme le liraglutide, le semaglutide et le dulaglutide.
Ces médicaments ne sont pas seulement efficaces pour
réduire le poids corporel, mais ont également des effets
positifs sur le métabolisme du glucose, ce qui les rend
particulièrement utiles pour les patients atteints de diabète de type 2. Leur action sur le ralentissement de la
vidange gastrique et l'amélioration de la sécrétion
d'insuline en fait une option attrayante pour un traitement à long terme, d'autant plus qu'ils peuvent également réduire le risque de maladies cardiovasculaires.

Ces médicaments sont généralement bien adaptés à une
utilisation à long terme, car ils contribuent non

seulement à la réduction du poids, mais aussi à l'amélioration de la santé métabolique générale. Les patients qui utilisent des agonistes des récepteurs du GLP-1 font souvent état d'une amélioration durable de la sensation de satiété et d'une réduction de l'apport calorique, ce qui facilite le maintien du poids corporel réduit.

La tolérance et le profil de sécurité des médicaments sont également déterminants pour décider de les utiliser dans le cadre d'un traitement à long terme. Les agonistes des récepteurs du GLP-1 sont généralement bien tolérés, bien qu'ils puissent provoquer des effets secondaires tels que des nausées et des troubles digestifs chez certains patients. Ces effets secondaires sont souvent temporaires et peuvent être atténués par un ajustement de la posologie ou d'autres mesures de soutien.

Outre les agonistes des récepteurs du GLP-1, il existe d'autres classes de médicaments, comme la combinaison de bupropion et de naltrexone, qui peuvent également convenir à une utilisation à long terme, en particulier chez les patients qui doivent également lutter contre des facteurs psychologiques tels que la dépression ou les comportements addictifs. Ces médicaments peuvent aider à aborder l'aspect émotionnel du comportement alimentaire, ce qui peut être un facteur clé dans la lutte contre l'obésité pour certains patients.

Ainsi, le choix de l'injection amaigrissante appropriée pour un traitement à long terme dépend de facteurs individuels tels que l'état de santé, les maladies concomitantes, le profil de sécurité des médicaments et la réaction individuelle du patient au traitement.

La disponibilité des seringues amaigrissantes peut également être un critère de sélection important pour les personnes qui envisagent de recourir à une aide médicamenteuse pour perdre du poids. En raison de la popularité croissante de cette méthode de traitement et de certaines limites de production, des pénuries peuvent se produire au niveau régional. Ces pénuries peuvent avoir plusieurs causes :

- Capacités de production : La production de seringues médicamenteuses à usage unique peut être complexe et poser des exigences spécifiques en termes d'environnement et de technologie de production. Si ces capacités sont limitées, il peut en résulter des problèmes d'approvisionnement.
- Les autorisations réglementaires : Dans certains pays ou régions, des obstacles réglementaires peuvent influencer la disponibilité de ces médicaments. Les procédures d'autorisation peuvent être longues, ce qui retarde la mise sur le marché de nouveaux produits.
- Demande excédentaire : en cas d'augmentation soudaine de la demande, due par exemple à des résultats d'études positifs ou à l'intérêt du public, il se peut que la capacité de production existante ne suffise pas à couvrir la demande.

- Problèmes de distribution et de logistique : les problèmes logistiques globaux ou locaux, tels que ceux qui peuvent être causés par des changements politiques ou des pandémies, influencent également la disponibilité de ces médicaments.

Il est donc conseillé aux personnes qui envisagent un traitement par injections amaigrissantes de se renseigner rapidement sur la disponibilité dans leur région et d'envisager éventuellement des alternatives si ces médicaments sont difficiles à obtenir. Il est également important d'envisager le traitement dans un contexte global, incluant l'alimentation et l'exercice, afin d'obtenir les meilleurs résultats et de ne pas dépendre exclusivement de la disponibilité d'un seul médicament.

Le coût comme critère de sélection

Le coût des injections amaigrissantes est un autre critère de sélection essentiel pour de nombreuses personnes qui envisagent de recourir à une aide médicamenteuse pour perdre du poids. Les aspects financiers peuvent avoir une influence déterminante sur l'accessibilité et la décision de suivre ou non un tel traitement.

Prix du marché et producteurs

Le coût des injections amaigrissantes peut varier en fonction du fabricant et du pays. Les médicaments brevetés sont souvent plus chers que leurs équivalents génériques. Le prix peut également être influencé par des facteurs tels que l'exclusivité du marché, les coûts de production et la politique de prix du fabricant.

Le coût des injections amaigrissantes varie en fonction du médicament spécifique, du dosage et du système de santé du pays.

En moyenne, le coût de Wegovy, utilisé pour la perte de poids à des doses plus élevées, peut être d'environ 200 à 300 euros ou USD par mois, en fonction de la pharmacie et des exigences de dosage. Le Saxenda peut coûter un peu moins, mais se situe souvent aussi dans la fourchette de 200 euros/USD par mois. Ces prix peuvent varier en fonction du dosage individuel et du nombre de seringues nécessaires chaque mois.

Frais supplémentaires

Outre le coût direct des injections elles-mêmes, il peut être nécessaire de prendre en compte les dépenses supplémentaires liées aux examens médicaux réguliers, aux consultations et aux éventuels traitements des effets secondaires.

Couverture d'assurance

La question de la prise en charge des traitements médicamenteux pour la perte de poids par les assurances maladie est un sujet difficile et inégalement traité, qui est fortement influencé par les systèmes de santé nationaux et les polices d'assurance spécifiques.

Dans de nombreux pays, certains critères, tels qu'un indice IMC défini, doivent être remplis pour que les coûts soient pris en charge par l'assurance maladie. Typiquement, ces traitements ne sont couverts par l'assurance que si d'autres méthodes moins invasives de réduction du poids, telles que le régime et l'exercice physique, ont été essayées auparavant et se sont révélées infructueuses. La pratique n'est souvent pas homogène au sein d'un même pays et est également volatile car la pratique des injections amaigrissantes, qui est encore relativement récente, n'est pas encore consolidée.

En outre, les circonstances médicales concomitantes jouent un rôle essentiel. Les personnes souffrant de problèmes de poids liés à une maladie, comme le diabète de type 2 ou l'hypertension, sont souvent plus susceptibles de bénéficier d'une prise en charge des traitements médicamenteux, car ceux-ci peuvent être considérés comme nécessaires au traitement des maladies sous-jacentes. Dans ces cas, les médecins et les patients font valoir que la perte de poids n'est pas seulement bénéfique pour la qualité de vie, mais qu'elle peut également réduire les coûts globaux pour le système de santé en réduisant d'autres complications de santé.

Toutefois, les polices spécifiques et les décisions qui en découlent pour les régimes d'assurance maladie varient considérablement. Dans certains pays, les systèmes de santé sont davantage axés sur le soutien des mesures préventives et pourraient donc être plus enclins à prendre en charge de tels traitements. Dans d'autres pays, en revanche, la prise en charge est moins probable, à moins que le patient ne remplisse une longue liste d'exigences.

En Allemagne, par exemple, les caisses d'assurance maladie obligatoires ne prennent généralement pas en charge les agonistes des récepteurs GLP-1 destinés à la perte de poids, tels que Wegovy (Semaglutid) ou Saxenda (Liraglutid), en tant que traitement standard pour la perte de poids. L'utilisation principale de ces médicaments sous le régime du recouvrement des coûts par les caisses d'assurance maladie se concentre sur des conditions médicales spécifiques qui vont au-delà du simple désir de perdre du poids.

La prise en charge des frais peut toutefois être envisagée si les conditions suivantes sont remplies :

- Présence d'une obésité : en règle générale, le patient doit avoir un indice de masse corporelle (IMC) d'au moins 30 kg/m², ce qui est considéré comme une obésité. Dans certains cas, notamment en présence de problèmes de santé supplémentaires, une prise en charge peut être accordée même si l'IMC est de 27 kg/m².
- Complications de santé supplémentaires : Les patients souffrant de complications liées au diabète ou d'autres problèmes de santé liés au poids, tels que l'hypertension, l'apnée du sommeil ou

certaines maladies cardiovasculaires, pourraient également être éligibles à une prise en charge.

- Échec des mesures traditionnelles : En règle générale, les méthodes traditionnelles de perte de poids, telles que le régime et l'exercice, doivent avoir été essayées et jugées inefficaces. Un programme de gestion du poids sous surveillance médicale qui n'a pas donné de résultats suffisants pourrait également être un critère.

Il est important que le médecin traitant fournisse une justification et une documentation médicales détaillées sur la nécessité de ce traitement, car sans cela, les caisses d'assurance maladie refusent souvent de le prendre en charge. La décision peut également varier d'une caisse d'assurance maladie à l'autre et il est recommandé de discuter directement avec sa propre caisse d'assurance maladie des possibilités et des conditions de prise en charge des coûts.

La décision de prise en charge des coûts est souvent influencée par des considérations économiques. Le coût des traitements médicamenteux pour la perte de poids peut être élevé et les assureurs doivent mettre en balance les économies potentielles à long terme réalisées grâce à la réduction des problèmes de santé et le coût immédiat de la médication.

Il est donc conseillé aux patients qui envisagent un tel traitement de bien se renseigner sur les dispositions de leur assurance maladie et, le cas échéant, de discuter avec des professionnels de la santé des possibilités d'obtenir le remboursement de ces frais.

Utilisation optimale des seringues amaigrissantes

Pour maximiser l'efficacité des injections amaigrissantes tout en minimisant les risques et les effets secondaires, il est important d'adopter une approche globale qui comprend une utilisation et un dosage appropriés, une combinaison avec des plans alimentaires et des programmes d'exercice, ainsi qu'un suivi et un ajustement réguliers du traitement.

Utilisation et dosage corrects

L'utilisation d'injections amaigrissantes, en particulier d'agonistes des récepteurs du GLP-1, nécessite des instructions et une formation approfondies des patients afin de garantir une utilisation efficace et sûre. Le processus commence par une information approfondie sur la manipulation et l'administration correctes du médicament.

Formation à l'auto-injection

Les patients qui utilisent des seringues amaigrissantes doivent être formés à la technique d'auto-injection. Cela inclut l'aspiration correcte du médicament à partir du flacon ou la manipulation des stylos prêts à l'emploi. La formation doit également inclure une démonstration de la manière de retirer le capuchon protecteur, de placer l'aiguille en toute sécurité et de préparer la seringue pour l'injection. Il est important que les patients apprennent à éliminer les bulles d'air de la seringue afin de garantir un dosage précis.

Choix du site d'injection

L'injection sous-cutanée permet d'administrer le médicament directement sous la peau, ce qui favorise une absorption lente et régulière de la substance active. Les sites d'injection typiques comprennent l'abdomen, la cuisse et la partie supérieure du bras. Ces zones sont préférées parce qu'elles sont facilement accessibles et offrent suffisamment de tissu adipeux sous-cutané, ce qui rend l'injection moins douloureuse. Il convient de dire aux patients de changer de site d'injection à chaque utilisation afin de minimiser le risque d'irritation de la peau, de lipodystrophie ou d'infection. Un changement systématique des sites peut aider à maintenir les tissus en bonne santé et à optimiser l'absorption du médicament.

Instructions de dosage

Le dosage des injections amaigrissantes doit être adapté individuellement afin d'obtenir une efficacité maximale tout en minimisant les effets secondaires. Le dosage initial est souvent faible et est augmenté progressivement, sur la base de la tolérance et des réactions du patient. Cette augmentation progressive aide le corps à s'habituer au médicament et peut réduire la fréquence et la gravité des effets secondaires tels que les nausées et les vomissements. Le dosage exact et le calendrier d'augmentation doivent être clairement communiqués afin de s'assurer que le patient suit les directives à la lettre.

Suivi et adaptation

Une surveillance continue par des professionnels de la santé est essentielle pour évaluer les réactions du patient au traitement et ajuster la posologie en conséquence. Des visites de suivi régulières permettent au médecin d'évaluer l'efficacité du traitement et de réagir aux éventuels effets secondaires. Ces rendez-vous sont également l'occasion de vérifier et de corriger la technique d'auto-injection, ce qui est particulièrement important pour assurer l'adhésion à long terme et le bien-être du patient.

En mettant en place ces stratégies globales d'éducation et de suivi, les patients peuvent non seulement améliorer leur capacité à gérer eux-mêmes leur traitement, mais aussi augmenter leurs chances de réussir à perdre du poids de manière durable.

Combinaison avec des plans d'alimentation et des programmes d'activité physique

Les injections amaigrissantes peuvent contribuer de manière significative à la perte de poids, en particulier lorsqu'elles sont utilisées dans le cadre d'un programme global de gestion du poids, qui comprend des plans d'alimentation et d'exercice soigneusement adaptés. Cette approche intégrative tient compte du fait que la perte de poids durable et la promotion de la santé ne peuvent pas être obtenues uniquement par des médicaments, mais nécessitent un changement global du mode de vie.

Plans alimentaires

Une stratégie alimentaire bien conçue est essentielle pour maximiser l'effet des injections amaigrissantes. Un régime riche en nutriments et contrôlé en calories permet non seulement d'atteindre le déficit calorique nécessaire à la perte de poids, mais aide également le corps à obtenir toutes les vitamines, tous les minéraux et tous les autres nutriments nécessaires à une santé optimale. De tels plans alimentaires devraient inclure les aspects suivants :

- Répartition équilibrée des macronutriments : les glucides, les protéines et les graisses doivent être répartis dans des proportions adaptées aux besoins individuels, par exemple plus de protéines pour la satiété et l'aide au développement musculaire et des graisses saines qui fournissent de l'énergie à long terme et favorisent la santé cardiaque.

- Inclure des aliments entiers : Les fruits, les légumes, les céréales complètes et les protéines maigres sont essentiels, car ils apportent moins de calories pour une valeur nutritionnelle plus élevée, ce qui aide à contrôler la faim et les fringales.

- Limiter les aliments transformés et le sucre : ceux-ci peuvent perturber les niveaux d'insuline et entraîner une prise de poids. Les réduire peut non seulement aider à contrôler le poids, mais aussi à réduire le risque de diabète et d'autres maladies liées au métabolisme.

Programmes d'activité physique

L'activité physique est un autre pilier central du traitement de l'obésité et devrait inclure à la fois l'entraînement aérobie et la musculation :

- Entraînement aérobie : des activités telles que la course, la natation ou le vélo améliorent la santé cardiovasculaire et brûlent des calories, ce qui contribue directement à la perte de poids. L'exercice aérobique régulier améliore également la sensibilité à l'insuline, ce qui est particulièrement important pour les personnes atteintes ou proches du diabète.
- Musculation : le développement de la masse musculaire est crucial, car les muscles brûlent plus de calories que les tissus adipeux, même au repos. La musculation ne renforce pas seulement les muscles, elle améliore également la densité osseuse et la composition corporelle générale.

La combinaison de ces éléments dans un plan complet nécessite un suivi attentif et des ajustements réguliers pour s'assurer que les objectifs sont atteints et que la santé est maintenue. Cela implique des entretiens réguliers avec un diététicien et un préparateur physique, ainsi qu'une surveillance médicale continue par le médecin qui prescrit les injections amaigrissantes. Des ajustements peuvent être nécessaires pour répondre à des changements de situation, d'état de santé ou simplement en raison des réactions du corps au traitement précédent.

En tenant compte de ces aspects, la gestion du poids avec des injections amaigrissantes est non seulement plus efficace, mais aussi plus durable, en aidant les patients à développer des habitudes saines qui conduiront à une meilleure santé à long terme.

Surveillance médicale du traitement

Un suivi médical régulier est essentiel pour s'assurer que le traitement par injections amaigrissantes reste sûr et efficace. Cela implique des contrôles réguliers du poids, de la pression artérielle, de la glycémie et d'autres indicateurs de santé pertinents.

Le traitement doit pouvoir être adapté de manière flexible pour répondre aux changements dans la réaction du patient ou à l'apparition d'effets secondaires. Les doses peuvent être adaptées, la médication peut être modifiée ou des mesures de soutien supplémentaires peuvent être recommandées, en fonction des besoins individuels.

La collaboration avec des diététiciens, des physiothérapeutes et d'autres professionnels de la santé permet de procéder à des ajustements réguliers, basés sur les dernières connaissances médicales et sur l'évolution personnelle du patient. Cette approche interdisciplinaire est essentielle pour garantir des résultats à long terme et améliorer la qualité de vie des patients.

Durée du traitement

Les injections pour perdre du poids font souvent partie d'une stratégie thérapeutique à long terme. Ces médicaments, souvent injectés une fois par semaine, peuvent contribuer à réduire la sensation de faim et à favoriser la perte de poids. Mais c'est précisément ce caractère à long terme qui pose un défi en termes de coûts.

La nature à long terme de ce traitement signifie que le coût total ne comprend pas seulement l'achat du médicament, mais aussi des visites régulières chez le médecin pour surveiller les progrès et les éventuels effets secondaires. Sur plusieurs mois, voire plusieurs années, ces coûts peuvent être considérables et représentent un obstacle financier pour de nombreux patients.

La prise en charge des coûts par les assurances maladie varie considérablement. Dans les pays disposant de systèmes de santé complets ou d'assurances encourageant les traitements préventifs, ces coûts pourraient être partiellement ou totalement couverts. Dans d'autres cas, les patients doivent prendre en charge une grande partie ou la totalité des coûts, ce qui peut limiter l'accessibilité de ce traitement.

Il est également important de mentionner que l'efficacité et la nécessité de poursuivre l'utilisation de ces injections doivent être évaluées régulièrement. Ces traitements ne donnent pas les résultats escomptés chez tous les patients et il est possible qu'une adaptation des méthodes de traitement soit nécessaire, ce qui peut entraîner des coûts supplémentaires.

Il peut être utile pour les personnes concernées de discuter en détail avec leur médecin et leur assurance maladie des coûts prévus et de la durée du traitement. De même, il pourrait être utile de demander des alternatives génériques ou de chercher un soutien auprès des programmes de santé publique ou des programmes d'aide aux patients des fabricants de produits pharmaceutiques qui, dans certains cas, offrent un soutien financier pour les traitements à long terme.

Interruption du traitement

Il est théoriquement possible d'interrompre le traitement par injections amaigrissantes contenant des agonistes des récepteurs GLP-1 tels que le sémaglutide ou le liraglutide, mais cela doit être fait de manière réfléchie et, idéalement, en concertation avec un médecin. Il existe différentes raisons pour lesquelles on pourrait interrompre un tel traitement, mais il est important de comprendre les conséquences possibles d'une interruption.

- Efficacité : les agonistes des récepteurs GLP-1 agissent en régulant l'appétit et en améliorant la sensibilité à l'insuline. Ils atteignent leur pleine efficacité par une utilisation continue. Une interruption peut entraîner la perte des progrès réalisés dans la gestion du poids, car le mécanisme sous-jacent de contrôle de l'appétit et d'amélioration de l'activité métabolique n'est plus maintenu.

- Gestion du poids : de nombreux utilisateurs connaissent une reprise de poids après l'arrêt de la médication, car les conditions physiologiques initiales qui ont conduit au surpoids ou à l'obésité restent souvent inchangées. La reprise de poids peut être décourageante et compromettre les objectifs à long terme de la gestion du poids.

- Surveillance médicale : si la décision est prise d'interrompre le traitement, il convient de le faire sous surveillance médicale. Le médecin peut aider à organiser l'interruption de manière à minimiser les effets négatifs potentiels et peut conseiller sur la manière de reprendre le traitement en toute sécurité à une date ultérieure.

- Effets secondaires et tolérance : dans certains cas, il peut être utile d'interrompre le traitement, notamment en cas d'effets secondaires ou de

problèmes de santé rendant la poursuite de l'utilisation du médicament déconseillée. Dans de
tels cas, une interruption pourrait être nécessaire
pour protéger la santé du patient ou pour évaluer d'autres options de traitement.

- Coût et accessibilité : le coût élevé et la disponibilité éventuellement limitée des médicaments
peuvent bien sûr aussi être des raisons d'interruption, surtout s'ils ne sont pas viables à long
terme.

Dans tous les cas, il est conseillé de prendre une telle décision en collaboration avec un prestataire de soins de
santé afin de s'assurer qu'elle est dans le meilleur intérêt
de la santé et des objectifs à long terme du patient. Des
alternatives et des stratégies de soutien devraient également être envisagées afin d'assurer la continuité de la
gestion du poids.

Sources d'approvisionnement

Il existe différentes manières d'obtenir des injections pour perdre du poids :

- Prescription médicale : en Europe, aux États-Unis et dans de nombreux autres pays, les injections amaigrissantes sont soumises à une prescription médicale. Cela signifie qu'un médecin doit déterminer la nécessité de ce traitement et délivrer une ordonnance correspondante. C'est la manière habituelle de s'assurer que le traitement est médicalement approprié et sans danger pour le patient.
- Spécialistes en endocrinologie ou en diabétologie : ce sont souvent des spécialistes en endocrinologie ou en diabétologie qui prescrivent ces médicaments, car ils sont spécialisés dans les maladies métaboliques et les déséquilibres hormonaux. Ces médecins peuvent procéder à une évaluation complète de l'état de santé et déterminer si le traitement par agonistes des récepteurs du GLP-1 est approprié.
- Cliniques de gestion du poids : De nombreux établissements de santé spécialisés dans la gestion du poids offrent également un accès à des traitements médicamenteux tels que des injections pour perdre du poids. Ces cliniques disposent souvent d'équipes de médecins, de

diététiciens et d'autres professionnels qui proposent une approche intégrée de la perte de poids. Souvent, elles proposent également des plans de financement pour le traitement.

- Pharmacies en ligne et télémédecine : certaines pharmacies en ligne et certains fournisseurs de télémédecine peuvent également délivrer des ordonnances pour des injections amaigrissantes après une consultation en ligne avec un médecin qualifié. Cela peut être une option pratique pour les patients qui vivent dans des régions éloignées ou qui ont des difficultés à se rendre personnellement chez un médecin. Il est toutefois important de s'assurer que ces services sont agréés et réglementés afin d'éviter tout risque.

- Achat direct en pharmacie avec une ordonnance : après réception d'une ordonnance, le médicament peut être acheté dans presque toutes les pharmacies. Les pharmaciens peuvent également fournir des informations supplémentaires sur l'utilisation et le stockage corrects du médicament.

Considérations éthiques et sociales

Le débat éthique sur les injections amaigrissantes soulève un certain nombre de questions morales. Ce débat touche à des sujets tels que les normes d'image corporelle, l'accès aux soins médicaux et la question de savoir jusqu'où doivent aller les interventions médicales visant à modifier les états naturels du corps. Nous ne ferons ici qu'effleurer ces thèmes, car ils sont de fait de plus en plus relégués au second plan.

Les injections amaigrissantes offrent un soutien médical précieux aux personnes pour lesquelles les méthodes traditionnelles, telles que le régime et l'exercice, ne sont pas suffisantes à elles seules pour atteindre un poids sain. Ces médicaments sont une option particulièrement importante pour les personnes souffrant d'obésité ou de surpoids ayant déjà entraîné des complications de santé telles que le diabète de type 2 ou les maladies cardiovasculaires. Grâce à la perte de poids efficace permise par ces injections, de nombreuses personnes concernées peuvent voir leur état de santé s'améliorer. Cela peut entraîner une diminution de la dépendance à d'autres médicaments, favoriser de meilleures performances physiques et améliorer la qualité de vie en général.

En outre, les injections amaigrissantes contribuent à sensibiliser et à faire comprendre que l'obésité est une maladie chronique. En l'abordant de manière médicale, la stigmatisation souvent associée à l'obésité peut être réduite. Il en résulte une plus grande empathie et un plus grand soutien pour les personnes concernées, ce qui les aide à se sentir moins isolées et à être mieux acceptées par la société.

Il est également important de reconnaître que le développement de ces traitements médicaux est le résultat d'une recherche et d'une innovation à grande échelle visant à fournir des solutions viables à des problèmes de santé graves. Ces progrès de la médecine renforcent le droit des personnes à disposer de leur propre santé et permettent des traitements personnalisés qui n'étaient pas possibles auparavant.

Globalement, les injections amaigrissantes offrent à de nombreuses personnes une amélioration de leur santé et de leur qualité de vie qui change leur vie. Elles sont un exemple de la manière dont les innovations médicales peuvent contribuer à relever les défis des maladies chroniques et aider les personnes concernées à mener une vie plus active et plus saine.

En outre, les injections amaigrissantes constituent une option de traitement efficace pour les personnes souffrant d'une surcharge pondérale dangereuse pour la santé et pour lesquelles d'autres méthodes telles que le régime et l'exercice n'ont pas donné de résultats. Pour ces personnes, les injections peuvent non seulement permettre de perdre du poids, mais aussi d'améliorer des états de santé connexes tels que le diabète de type 2, les maladies cardiovasculaires et autres. On fait souvent valoir ici que l'accès à de tels traitements est une question d'équité médicale et qu'il peut aider les gens à vivre plus sainement et éventuellement plus longtemps.

La normalisation croissante des injections amaigrissantes contribuera à réduire la stigmatisation du surpoids et de l'obésité en les reconnaissant comme des conditions médicales traitables. En considérant l'obésité comme une maladie nécessitant une intervention médicale, cela pourrait contribuer à réduire la culpabilisation et l'auto-accusation chez les personnes concernées.

Cependant, il existe naturellement des inquiétudes quant à l'éthique des interventions médicales visant à modifier le corps. Certains y voient un renoncement à l'acceptation de la diversité corporelle naturelle. D'un autre côté, les partisans affirment que l'accès à de tels traitements renforce le droit des personnes à l'autodétermination pour décider de leur corps et de leur santé.

Dans l'ensemble, le débat sur les injections amaigrissantes est complexe et soulève des questions importantes sur les priorités de notre société, la compréhension de la santé et le rôle de la médecine dans nos vies. Il reste important que ces discussions soient menées afin de garantir une compréhension équilibrée des avantages et des inconvénients de telles interventions médicales.

Selon les auteurs, les facteurs positifs des injections amaigrissantes l'emportent toutefois nettement sur les facteurs négatifs.

Nouveaux médicaments, conclusion et perspectives

Les injections amaigrissantes valent déjà mieux que leur réputation. Pour la première fois, elles ont le potentiel de lutter efficacement contre la maladie populaire de l'obésité. Il n'est pas nécessaire d'insister sur ce que cela peut signifier pour les personnes concernées.

À l'avenir, d'autres améliorations des injections amaigrissantes pourraient être considérables. Les chercheurs travaillent à augmenter l'efficacité de ces médicaments en agissant de manière plus ciblée sur les voies métaboliques concernées. L'objectif est d'obtenir des effets plus forts et plus durables sur la perte de poids tout en minimisant les effets secondaires. Le développement de nouvelles thérapies combinées, qui associent différentes substances actives pour favoriser la perte de poids, présente également des approches prometteuses. Celles-ci pourraient améliorer l'efficacité du traitement tout en réduisant les doses des différents composants, ce qui permettrait de mieux les tolérer.

Un autre progrès important pourrait résider dans la forme d'administration de ces médicaments. Actuellement, ils sont le plus souvent administrés sous forme d'injection, mais la recherche pourrait déboucher sur des formes plus pratiques, comme des doses orales ou des dispositifs implantables qui libèrent le principe actif en continu. La recherche s'oriente également vers des approches médicales personnalisées, dans lesquelles le traitement est spécialement adapté aux caractéristiques génétiques, métaboliques et physiologiques individuelles des patients afin d'optimiser la thérapie.

Le rôle futur du **cortisol**, une hormone connue pour réguler le métabolisme et la réaction du corps au stress, est également important. Des niveaux élevés de cortisol peuvent entraîner une prise de poids et influencer l'appétit et le stockage des graisses. Les thérapies futures pourraient viser à moduler les niveaux de cortisol ou à atténuer les effets du cortisol sur le corps afin d'améliorer l'efficacité des injections amaigrissantes. Cela pourrait se faire par le biais de thérapies combinées contenant non seulement des agonistes du GLP-1, mais aussi des composants qui s'adressent spécifiquement aux effets métaboliques provoqués par le cortisol.

Le tirazépatide, une substance relativement nouvelle dans le traitement du diabète de type 2, montre également des résultats prometteurs dans le domaine de la perte de poids et pourrait jouer un rôle important dans les injections amaigrissantes à l'avenir. Le tirazépatide est un agoniste dual qui active à la fois le récepteur du glucagon-like peptide-1 (GLP-1) et le récepteur du polypeptide insulinotropique dépendant du glucose (GIP). Ces propriétés le rendent particulièrement efficace à la fois pour contrôler la glycémie et pour réduire le poids corporel.

Dans les études cliniques, le tirazépatide a montré de très bons résultats en termes de perte de poids. Par exemple, l'étude de phase 3 SURMOUNT-1 a montré que les participants traités par le tirazépatide ont obtenu une perte de poids très importante, allant jusqu'à 20% de leur poids corporel. Ces résultats dépassent ceux obtenus avec les agonistes du GLP-1 actuels, tels que le sémaglutide, qui sont également utilisés pour la perte de poids.

Le mode d'action du tirazépatide comprend plusieurs mécanismes : il améliore la sensibilité à l'insuline, ralentit la vidange gastrique et augmente la sensation de satiété, ce qui entraîne une réduction de l'apport calorique. Ces effets sont particulièrement bénéfiques pour les personnes qui ont des difficultés à réduire leur poids par le seul régime et l'exercice.

En raison de ces résultats prometteurs, on s'attend à ce que le tirazépatide joue à l'avenir un rôle de plus en plus important dans le développement d'injections amaigrissantes. L'autorisation et la mise sur le marché du tirazépatide en tant qu'agent de réduction pondérale prendront toutefois encore un certain temps, car il faudra passer par les phases finales des essais cliniques et les procédures d'autorisation.

Les perspectives de développement et d'amélioration des injections amaigrissantes sont donc prometteuses et se concentrent sur une efficacité accrue, une facilité d'utilisation et des options de traitement personnalisées qui ont le potentiel d'améliorer encore la qualité de vie de nombreuses personnes.

On peut également s'attendre à ce que les injections amaigrissantes, comme de nombreux nouveaux médicaments, deviennent moins chères au fil du temps. L'avenir de la tarification des injections amaigrissantes, comme les agonistes des récepteurs du GLP-1, dépend de plusieurs facteurs, mais il y a des raisons d'être prudemment optimiste quant au fait qu'elles pourraient devenir moins chères avec le temps. Si la demande pour ces médicaments augmente, les fabricants pourraient bénéficier d'économies d'échelle qui leur permettraient de réduire les prix. De plus, des progrès technologiques et des méthodes de production plus efficaces pourraient entraîner une réduction des coûts de fabrication. Un autre facteur d'influence important est l'expiration des brevets des médicaments existants, ce qui ouvre la voie à des médicaments génériques moins chers. Les décisions réglementaires et les politiques de santé publique visant à réduire le coût des médicaments pourraient également jouer un rôle. Bien que la fixation du prix des médicaments soit complexe et dépende de nombreux facteurs variables liés au marché et à la politique, ces évolutions laissent espérer une baisse du coût des médicaments à la consommation à l'avenir.